中医妇科用药十讲

主　编　冯宗文
副主编　赵春梅
编　委　鲁　敏　宋　悦　姚　俐

中国中医药出版社
·北　京·

图书在版编目(CIP)数据

中医妇科用药十讲／冯宗文主编．—北京：中国中医药出版社，2016.6（2021.1重印）

ISBN 978－7－5132－3280－7

Ⅰ.①中…　Ⅱ.①冯…　Ⅲ.①妇科病—中药疗法　Ⅳ.①R271.1

中国版本图书馆 CIP 数据核字（2016）第 077988 号

中国中医药出版社出版
北京经济技术开发区科创十三街 31 号院二区 8 号楼
邮政编码　100176
传真　010 64405721
山东百润本色印刷有限公司印刷
各地新华书店经销

*

开本 880×1230　1/32　印张 8　彩插 0.5　字数 196 千字
2016 年 6 月第 1 版　2021 年 1 月第 4 次印刷
书　号　ISBN 978－7－5132－3280－7

*

定价 28.00 元
网址　www.cptcm.com

如有印装质量问题请与本社出版部调换
版权专有　侵权必究

社长热线　010 64405720
购书热线　010 64065415　010 64065413
微信服务号　zgzyycbs
书店网址　csln.net/qksd/
官方微博　http://e.weibo.com/cptcm
淘宝天猫网址　http://zgzyycbs.tmall.com

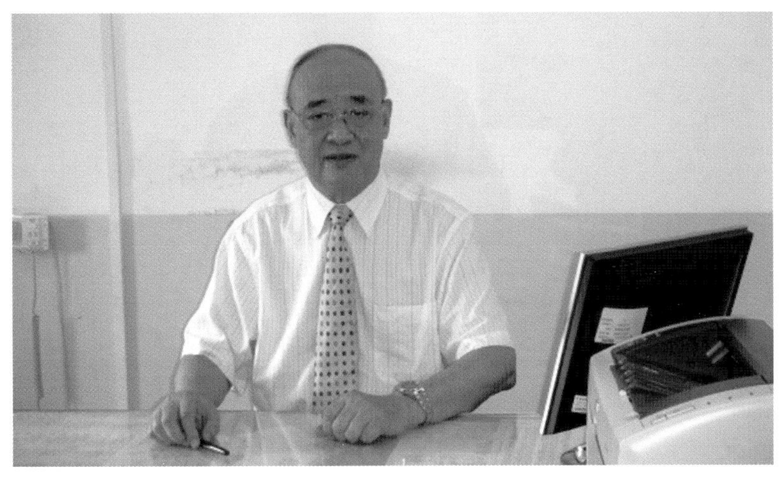

冯宗文教授近照

冯宗文名老中医收徒暨詹新林等拜师仪式

前排：冯宗文教授和夫人陈光玉；后排：自左起詹新林硕士、蔡仁燕硕士、肖英硕士、赵春梅博士后

内容提要

冯宗文教授系湖北省中医妇科泰斗刘云鹏先生的学术继承人，临证50余年，对妇科用药颇有心得。本书是以冯宗文教授多年的学术讲稿为基础，加以增补、整理，编著而成。全书从药物的性味、归经、功效及在妇科的应用、药理研究等方面详细阐述了冯教授的用药经验。共分活血化瘀、理气、清热、止血、温里等10大类，载妇科常用中药150余种。本书实用性较强，可供中医妇科从业者及爱好者参考。

自　序

前贤谓："用药如用兵。"余诚以为然！良将用兵，"知己知彼，百战不殆"；良医用药，知药知病，百治不误。为将为医，用兵用药，其理一也。

所谓知药，熟识药性，而善其用也；知病，辨证识病也，即以辨证识病为依据，用药之特性，攻邪气之偏盛，调脏腑之虚实。知药知病是医者必具之基本知识与技能。女性生理、病理特殊，因而用药又有其特点。故深谙药性、明其特点，善于辨证识病，配伍应用，至为重要，实乃治病成败之关键！

余从医50余年，临床用药略有所得，特将历年之相关专题学术讲座讲稿内容，结合业师刘云鹏先生部分经验加以增补、整理，编著成《中医妇科用药十讲》一书。本书载妇科常用中药150余种，分别从活血化瘀、理气、清热、温里、止血、解表、祛湿、化痰、补益以及其他等10方面，讲述了在妇科经、带、胎、产、杂病之用药及配伍经验，较为实用。偏颇错误，在所难免，诚望高贤斧正。

值此付梓之际，谨向在成书过程中给予支持帮助的医院领导及妇科罗喜平主任一并致谢！

冯宗文

2016年3月

前　言

中医学源远流长，而中医妇科学则是中医学宝库中的一块瑰宝。自岐黄、神农、仲景、华佗，历经明清至今的发展长河中，名家辈出，逐渐形成并完善了深厚的理论体系，积累了丰富的诊治经验，几千年来为中华民族的繁衍昌盛，保障妇女的身心健康做出了巨大贡献。

历来，就有大批具有真才实学，又善于写作的医学家愿意为中医事业殚精竭虑，将自己的学术经验总结奉献出来，更好地为广大患者服务。冯宗文主任医师、教授，就是这样一位著名的中医妇科专家。他出身于中医世家，少承家学，长而攻读于湖北中医学院（现湖北中医药大学），毕业后相继在湖北省中医药研究院和湖北省荆州市中医院、广东省妇幼保健院工作。师从成都中医药大学等单位多位名师。后又入列湖北中医妇科泰斗刘云鹏先生门墙，被确定为“全国首批老中医药专家学术经验继承工作”指导老师刘云鹏的继承人。50余年来，冯老勤求古训，博采众长，学宗刘氏，兼及诸家。在长期临床、教学、科研工作中，敏于思考，勤于探索，结合荆楚、巴蜀、岭南之学，形成了自己的学术经验及诊治特色。

冯老学验俱丰，医德高尚。虽然年逾古稀，济世之心未已！因此，近些年来在积极教授门徒，希冀早出人才的同时，也努力将自己的学术经验总结成文，编著成书传世，使受益者更众。著有《月经病与不孕症诊治经验》《冯宗文妇科经验用方选辑》《中医妇科证治集要》三书，今又与我等弟子一道，将其历年之相关专题讲座讲稿内容加以增补、整理，编著成《中医妇科用药十讲》一书。

本书共分十讲，包括活血化瘀、理气、清热、温里、止血、解表、祛湿、化痰、补益以及其他，载有妇科常用中药150余种。从药物的性味、归经、功效及妇科应用等方面详细阐述了冯老的认识和心得。在药物归经方面，冯老有些独特认识，如有些药物增加了“入胞宫”等。在妇科应用中包含了其师刘云鹏先生部分经验和冯老50余年的用药心得体会，阐述了在妇科经、带、胎、产、杂病等方面的用药及配伍经验，体现了理、法、方、药法则。涉及作者经验方剂，则附有索引，以便检索参考。传统通用方剂一般省去出处，重点药物适当列举病案，以佐证疗效。冯老临证用药，往往结合现代中药药理研究辨证选用。如益母草有兴奋子宫作用，当归对子宫的双向调节作用，人参、黄芪能增强机体多方面免疫功能等。因此，参考《中药学》《中药药理与临床运用》等文献，设有“药理参考”一项，以便结合传统中药药性，提高用药的科学性和疗效。

本书具有一定特色，颇为实用，冀能供同道参考，对后学以启迪。然偏颇及错误在所难免，诚望高贤提出宝贵意见，以便重印、再版时改正。

广东省妇幼保健院
广东省妇产医院妇科 冯宗文学术经验继承小组

2016年3月5日

目　录

第一讲　活血化瘀药

由于妇女的生理、病理特点，易发生血行不畅、瘀血阻滞的病变，故在临床用药中，选用活血化瘀药物，因其具有通畅血脉，促进血行，消散瘀血的作用。此类药物适用于妇女一切瘀血阻滞疾病。

益母草　调经种子，妇产妙药

益母草，性味辛、苦，微寒。归心、心包、肝经，入胞宫。功能活血调经，祛瘀生新，止血利水。李时珍称："其功益于妇人，故有益母之称。"有些地方民间称之"坤草"，可见其为妇产科要药。

应用

1. 活血调经　如月经量少，月经后期，闭经等。常配合当归、川芎、地黄、白芍、香附等。方如益母胜金丹（《医学心悟》）等，也可单用益母草膏。

2. 种子　对瘀滞冲任、胞脉，两精难合之内分泌失调不孕、免疫性不孕有调经、促排卵、种子、调节免疫之功，亦用于辅助生殖技术调治。配用药如上，方如经验方调经毓麟汤[1]。

病案举例　范某，30岁，曾人工流产一次后至今4年未孕。多方面检查未发现明显异常，诊断为“不明原因不孕症”。月经推迟3~5天，量少。诊时值经期第3天。小腹及腰胀痛不适，舌淡红苔薄，脉弦软。查内分泌6项未见明显异常。此属肝肾不足，气血失调之继发性不孕。治宜补肾养血，理气活血。方用调经毓麟汤加减：益母草15g，丹参15g，熟地黄15g，当归12g，白芍10g，川芎10g，香附12g，白术10g，仙灵脾12g，枸杞子15g，菟丝子30g，覆盆子10g。10剂，水煎即日服，1日1剂。

本案系外省患者，1月后电话相告，药服完后因故未复诊。不料当月即受孕，后在当地检查胎孕正常。

3. 安胎　用于免疫性流产夹有瘀血者，常与当归、白芍、熟地黄、菟丝子、续断、阿胶等配伍，如经验方消抗固胎汤加之[11]。用于孕妇母儿ABO血型不合属血瘀者，用本品500g，配伍当归150g，川芎150g，白芍180g，木香120g（《医学入门》益母丸），为蜜丸，每丸9g，每日2次，从孕16~17周服至分娩，可降低血型抗体，防止流产，预防新生儿溶血症。无瘀血者慎用！

4. 化瘀止血

（1）异常出血月经病　如经期延长，月经过多及崩漏等出血难止。常配三七、蒲黄、当归、地黄等。如经验方固冲汤[2]，《傅青主女科》之平肝止血汤加之。

病案举例　白某，32岁，半年来月经量多，经期10~15天，周期20天。3月前行宫腔镜检查，病检提示“子宫内膜息肉样变”，术后用西药2月，经量减少，经期仍10天以上。来诊时为经潮第3天，量多色黯，腹痛，口渴心烦，大便干结。舌红，苔黄，脉弦数。诊断为月经过多，经期延长（子宫内膜息肉？）。证属血热夹瘀，冲任失固。治宜清热凉血，化瘀调经。方用清热固冲汤

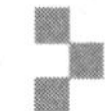

加味：益母草30g，黄连10g，黄芩10g，生地炭10g，白芍12g，大黄10g，蒲黄炭10g，牡丹皮10g，茜草炭10g，乌贼骨15g。7剂，水煎服，1日1剂。

药后月经8天净，余证已不明显，舌红，苔黄，脉弦。妇科检查：子宫后位，正常大小，欠活动，压痛（+），双附件（-）。改用芩连四物汤加味：生地黄10g，赤芍15g，当归10g，川芎10g，黄连6g，黄芩10g，牡丹皮10g，丹参15g，蒲公英20g。10剂。此后月经7天净，余无不适。妇科检查：子宫压痛（-）。

（2）产后恶露不绝　用于产后恶露量少、量多、不绝，胎物残留（属胞衣不下），人工流产不全等。常配药如上，方如益母生化汤[3]、经验方净胞饮[4]等。

病案举例　一女，人工流产后恶露量少，10余日不尽，B超检查已排除宫内残留物。自服益母草膏2天未效。嘱其加量一倍，两天后恶露净而无所苦，此为加强子宫收缩以止血。

（3）癥瘕出血　用于子宫肌瘤、子宫腺肌病、盆腔炎性包块出血等。常配桃仁、红花、三棱、莪术、土鳖虫、田三七等。如经验方宫瘤非经期方[5]，宫瘤经期方[6]。

（4）活血利水　①用于西药促排卵、超促排卵引发之卵巢过度刺激综合征之腹水、胸水。多与桂枝、茯苓、白术、当归、泽泻、枳壳、葶苈子等配伍，如当归芍药散加之。②用于经行浮肿等，常配黄芪、桂枝、白术、茯苓皮、大腹皮等。方如五皮散加之。

《本草正》称："益母草，性滑而利，善调女人胎产诸证，故有益母之号。"刘云鹏先生谓：其有辛通甘缓之长，无偏寒偏燥之弊。善于活血，血活则冲任、胞脉调畅，经调孕自成。若兼肾虚，则须合以补肾。活血化瘀可促进排卵。故其有调经助孕之功。关于止血，其实是化瘀，瘀血去则血可循经，也是促使子宫收缩的结果。也可用益母草注射液，有较好的收缩子宫效果，与垂体后叶素相近。

此外，尚可用于肾病水肿、高血压等病。

关于妊娠期，此药多被认为禁用，因其为活血化瘀药。余认为并非绝对不能用，对有些特殊妊娠病证，可在适宜方中用之。如免疫性反复流产有瘀滞者，有改善胞脉血循，使胎元得养之效。但是量不宜大，10g左右即可。临床常用经验方调经毓麟汤治不孕，往往有患者因故未复诊，自主继续服用而妊娠者，并未见伤胎。当然已知妊娠，一般应停用。应属妊娠期慎用药。

关于“落死胎”之说，属古代条件所限而用之。现代对胎死腹中，则多采取人工流产术或宫腔镜手术，安全有效。三四十年前，用中药“打胎”而大出血者并不罕见。

用量用法 调经一般用15g，化瘀止血须30g，残物残留一般用40g，利水降压一般30g左右。益母草行血养血，行血而不伤新血。临床应用一般无明显不良反应。然而过量，或长期使用，也有中毒可能。

药理参考 ①兴奋子宫作用：对多种动物的子宫有明显的兴奋作用，使收缩力增强，甚至发生阵发性痉挛，可致家兔流产。有抗着床、抗早孕作用。②抗凝血作用：抑制血小板聚集，抗血栓形成，有溶栓作用。③扩张血管：能明显扩张外周血管，改善微循环，能扩张冠状动脉，增加冠脉流量，有抗心肌缺血、降血压作用。④有利尿作用，使肾血流量明显改善，尿素氮排出增多，改善肾功能作用。⑤抗氧化，使血液、心、脑等组织中过氧化脂质下降。

附：茺蔚子 系益母草子，性味、功用与益母草相近似，并能明目，药理研究含维生素A物质。一般用量6~10g。

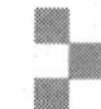

丹参　活血兼补，功同四物

丹参，苦，微寒。归心、肝经，入胞宫。功能活血化瘀，调经止痛，凉血安神。

应用

1. 活血调经　适用于月经量少、月经后期等月经不调以及闭经等。常配当归、川芎、益母草等。方如益母胜金丹(《医学心悟》)。

2. 化瘀止痛　可用治痛经、癥瘕、盆腔炎、盆腔宫腔粘连、盆腔静脉淤血症之腹痛。常配桃仁、红花、赤芍、败酱草等。方如活络效灵丹，还可加入血府逐瘀汤、失笑散中。

3. 化瘀消癥　适用于盆腔炎性包块，子宫内膜异位症，宫外孕等。多配合三棱、莪术、桃仁、土鳖虫等。如经验方异位妊娠甲方[7]、柴枳败酱汤[8]、化瘀消癥汤[9]。

4. 种子安胎　丹参活血而不伤正，在治疗不孕症中起重要作用。包括免疫性不孕。常配当归、川芎、菟丝子、枸杞子、黄芪等。方如调经毓麟汤[1]、化瘀消抗汤[10]、消抗固胎汤[11]。

丹参用途较广，还用于内、外、骨伤等科。如温病热入营血、冠心病、心绞痛、失眠、胃痛、肿瘤、疮痈肿毒、跌打损伤等。

丹参祛瘀生新而不伤正，善于调经止痛，活中兼补，为理血良药。《妇科明理论》载："四物汤治妇人病，不问产前产后，经水多少皆可通用。唯一味丹参散，主治与之同。丹参能破宿血，补新血。安生胎，落死胎，止崩中带下，调经脉，其功大类当归、地黄、川芎、芍药故也。"其性微寒缓和，可入寒、温、补、消方剂之方中，发挥更好作用。与当归、香附合用，祛瘀生新更佳，与人参合用，益气活血更好；与三七合用，养血活血之效尤妙；

与延胡索相配，活血止痛作用更强。

免疫因素生产的抗原抗体，损伤男精和冲任、胞脉，影响子宫气血流通，以致干扰受精，影响胚胎的着床、发育，引起胎盘梗死，可以导致不孕、反复流产。据报道，丹参的活血化瘀作用对体液免疫和细胞免疫有一定的抑制作用。因此对虚而夹瘀的免疫性不孕、流产，在补肾养血的同时多用丹参以使胞脉、胞宫血活瘀化而纳精着床，胞胎得养。临床验证数十年，效果可靠。

用量用法 15~20g。用于活血化瘀宜酒炒，凉血安神宜生用。反藜芦。孕妇慎用。

药理参考 丹参能扩张血管，包括冠脉、周围血管及微循环，促进血流通畅、抗血栓形成，降血压。对中枢神经有镇静和镇痛作用。增强免疫功能。有雌激素活性，使子宫增重等。

泽兰 活血调经，利水止痛

泽兰，苦、辛，微温。功能活血调经，利水消肿。归肝、脾经。为妇科经产常用药。

应用

1. 活血调经 用于血瘀经闭，痛经等。常配当归、川芎、牛膝等。方如柏子仁丸、经验方解毒调经汤[12]。

2. 活血止血 用于血滞冲任、胞宫所致之崩漏，出血时多时少、日久不止，腹痛，血块下则痛减。常与赤芍、川芎、桃仁、红花、卷柏等配伍。如经验方活血化瘀方[13]。

3. 产后腹痛 如产后瘀滞腹痛。配药如上。如经验方益母生化汤[3]、当归芍药散加泽兰等。

4. 利水消肿 如经期、产后以及妇女经常浮肿少尿等。常配

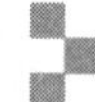

黄芪、防己、茯苓、白术等。方如黄芪防己汤、五皮散加入泽兰。

刘云鹏先生云：泽兰辛散、苦降、温通，行而不峻，善于活血调经，如柏子仁丸、活血化瘀方均为余常用之方，其作用温和，活血而不伤正，为经产良药。其治水肿，“走血分”，有活血利水功效，对既有血瘀又有水滞之瘀血水肿（包括肝、肾、心性肿瘤腹水）颇为适用。如李士材所说：“泽兰芳香疏利，可以行血快气，流行营卫，畅达肌肤，遂为妇科上剂。”

治棉酚中毒所致之闭经，用经验方解毒调经汤，即取其活血利水之功。

此外，还用于跌打损伤，疮疡肿毒。

泽兰与益母草，性味皆辛、苦，均能活血调经、利水，为经产要药。然泽兰微温，其性温和，宜于月经失调、水肿而偏寒者；益母草，活血调经之力较泽兰强，性虽微寒，但可用于寒、热之证。二药之别，在其性的温凉，力之强弱。

用量用法　10~12g。煎服。血虚无瘀者及孕妇慎用。

红花　通经消癥，下胎可止血

红花，辛，温。归心、肝经，入胞宫。功能活血通经，祛瘀止痛，消癥下胎。

应用

1. 活血通经　凡血瘀经闭，月经量少，月经后期，痛经等，均可选用。常配桃仁、当归、川芎、牛膝等。方如血府逐瘀汤。也可单味红花泡酒，即《金匮要略》红兰花酒。

2. 活血止血　用于瘀滞冲任、胞宫之漏下难止。常与黄芪、大黄炭、三七粉、蒲黄炭、益母草等配伍。方如上海朱南山氏将军斩关汤、经验方活血化瘀方[13]。

病案举例（刘云鹏先生医案）钟某，33岁，患者3月前月经来潮，20余天不净。服中药清热凉血及止血涩血之剂10余剂，仍时止时出，现复40余天漏下未止，患者不愿意诊刮，遂来诊。阴道下血量时多时少，色黯有小血块，略有倦怠，心烦，小腹时痛。舌黯红，苔薄黄，脉弦。B超检查示：子宫内径50mm×40mm×30mm，子宫内膜厚度14mm，内有12mm×10mm无回声暗区，双附件（-）。诊断为崩漏（功能失调性子宫出血）。证属瘀阻胞脉胞宫，血不循经。治宜活血祛瘀。方用益母生化汤加味：益母草30g，当归25g，川芎10g，桃仁10g，蒲黄炭10g，姜炭6g。3剂，水煎服，1日1剂。

服完出血未止，仍有腹痛，余如上。改用活血化瘀方加减：赤芍10g，川芎10g，当归10g，桃仁10g，红花10g，泽兰10g，莪术10g，蒲黄炭10g，五灵脂12g。6剂。

服5剂即血止，腹痛消失，余症均减。舌脉如前。守上方去五灵脂，加黄芪30g。5剂。此后妇科及B超检查均未见明显异常，月经复常。

3. 祛瘀下胎　用于人工流产不全之胎物残留，引产之胎盘残留等，以上配药更加三棱、莪术、益母草等。方如经验方消癥净宫汤[14]。

4. 化瘀消癥　凡妇科癥瘕疼痛，如子宫肌瘤，卵巢囊肿，慢性盆腔炎，子宫内膜异位症，陈旧性宫外孕等均可用之。配药如上，如经验方宫瘤非经期方[5]加味、血府逐瘀汤等。

5. 化瘀消斑　用于妇女黄褐斑，与桃仁、当归、川芎、柴胡、生地黄、黄芪、菟丝子、白芷等配伍。如经验方化瘀消斑汤[20]。

红花，辛散温通，通行营气，活血祛瘀，是妇产科瘀血证常

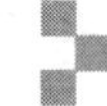

用之药，如上述诸病证。多用则破血伤血，少用则活血不伤，配伍适当并可止血。临床对崩漏日久难止者，常于相应方中加入红花 3~6g 取效，久崩久漏多瘀滞于内，血难归经使然。本品可收缩子宫排瘀以止血。

此外，还可用于冠心病，心绞痛，肿瘤，中风后遗症，跌打损伤，关节炎，皮肤痛等。均取其活血祛瘀之功。

用量用法　煎服 3~10g。孕妇及出血多而无瘀者禁用。

药理参考　红花煎剂可使动物在离体子宫明显兴奋，小剂量呈节律性收缩，大剂量则收缩加强，甚至痉挛，对妊娠子宫作用更为明显。并能有雌激素样作用。有扩张血管、抗凝血、抗血栓作用。

附：藏红花　又名番红花，功用与红花相似，临床应用也基本相同。藏红花，性味较凉，功力较胜，甘、微寒又兼凉血解毒之功，可用于温病热入血分，瘀热郁滞斑疹不红活而暗者。一般用量 1~3g。

桃仁　功同红花，且润肠通便

桃仁，苦、甘，平，有小毒。归心、肝、大肠经，入胞宫。具破血逐瘀、润肠之功。常与红花配伍，相须为用提高效果，为妇产科常用药物。临床应用与红花大致相同。如月经诸病，胎物残留，诸癥瘕，腹痛等。桃仁富含不吸收油脂，有润肠通便功效，尤宜于血瘀便秘，中老年妇女或有代谢综合征、心脑血管病者，常在相应方中加之，并行不悖，既可提高疗效，又能活血通便。清·徐大椿谓："凡血郁血结之病，不能调和畅达者，此能入其中而行之散之……方能疏肝，逐旧而不伤新。"然月经过多，崩漏无血瘀者除外。

桃仁与红花相配，有活血祛斑之功，治妇女黄褐斑之化瘀消斑汤[20]，或加入逍遥散中内服，并用药液湿敷患处，有良效。

有人报道以桃仁、红花为主的活血化瘀药有通畅气血，通便排毒的作用。与扩张血管，促进血液循环，清除氧自由基，促进色素吸收基本相合。

刘云鹏先生每月服以桃仁、红花、当归、川芎、黄芪、丹参为主之方药5~7剂，坚持数十年，逾百岁仍能应诊，且心、肺等原有疾病均康复，面部无老年斑出现，说明其活血化瘀之功实不可没。

红花、桃仁可随不同配伍而发挥作用，如加入四物即养血活血，加入八珍汤、十全大补汤，即益气养血而活血，加入芩连四物汤而清热凉血活血，加入少腹逐瘀汤而温经而活血，总之可加入寒、热、补、泻、消方中以发挥活血化瘀作用。

用量用法 5~10g。服用时可捣成泥。孕妇及便溏者禁用。有小毒，不宜长期连续使用，以免中毒，应引起注意。

药理参考 桃仁能明显增加脑动脉血流量，延长出血及凝血时间，抑制血小板凝聚作用。能促进初产妇子宫收缩，有助于子宫恢复和止血。含多量难吸收脂肪油可润肠通便。

牛膝　活血通经，下行补肝肾

牛膝，苦、酸，平，归肝、肾经，入胞宫。功能活血通经，下胎，补肝肾。

应用

1. 通经　常用于月经量少，经行不畅，月经后期，闭经，痛经，

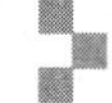

经行吐衄等。常配当归、川芎、桃仁、红花等，方如血府逐瘀汤、清肝引经汤等。

2. 下残胎　流产、引产胎盘滞留，人工流产不全，产后恶露不绝等。常配药如上。方如净胞饮[4]、消癥净宫汤[14]。

3. 补肝肾，强腰膝　常用于绝经前后和中老年人之肝肾亏虚之腰膝酸痛。可配独活、续断、补骨脂、巴戟天等。方如左归丸、三痹汤等。阴虚阳亢之高血压，与生地黄、白芍、山药、代赭石、龙骨、牡蛎等配伍，方如《医学衷中参西录》之建瓴汤，用牛膝以引血下行。

此外常用于治疗肝阳上亢之眩晕，关节疼痛，腰腿疼痛，淋证，水肿，牙痛，吐衄等病证。

牛膝有川、怀之分。临床欲以通经活血，多用川牛膝，宜生用。若用以补肝肾、强腰膝，则用怀牛膝，此其之长，活血通经则弱于前者，宜酒炒。

上述病证均用牛膝。用其下行之性“引药下行”“引血下行”，以利诸方药更好发挥通畅经血，快下残胎，补肝肾而活血。此外，在经行眩晕，口舌糜烂等病证中亦多用之，以“引热下行”。

用量用法　6~15g。孕妇、月经量过多者、脾虚白带多者忌服。

药理参考　牛膝对子宫平滑肌有明显的兴奋作用，有抗着床、抗早孕作用，还有降血压作用，

川芎　“血中气药”，上行头目，下调经水

川芎，辛，温，归肝、胆、心包经，入胞宫。功能活血行气，调经止痛，祛风，开郁。

应用

1. 活血调经

（1）用于月经不调，痛经，闭经等。常配当归、地黄、白芍、益母草、香附等。如益母胜金丹、桃红四物汤、少腹逐瘀汤等。

（2）用于产后恶露不绝，人工流产不全，妊娠腹痛等。常配上药，方如生化汤、经验方净胞饮[4]、当归芍药散等。

2. 活血开郁　如气滞血瘀所致经期经前乳胀，配药如上并与柴胡、郁金同用。如经验方调经 1 号方[15]。

3. 化瘀止痛　川芎能“上行头目”，化瘀祛风止头痛。用于经行头痛，妇女偏头痛等。常配伍当归、白芍、地黄、香附、柴胡、桃仁、红花等。方如血府逐瘀汤、散偏方、逍遥散加川芎等。

《辨证录》治偏头痛之效方散偏汤，重用川芎达一两。余治上述头痛，在养血柔肝之剂，或于辨证方中，用之 15~20g，一般 3 剂痛缓后即减用常量，不可大量长用。

病案举例　刘云鹏先生治华某，30 岁，患者近年来每于经前 3 天出现左侧头痛，难以忍受，伴有腹痛，经潮 2~3 天头痛渐止。经量少而不畅，淋沥 10 天左右才净。周期 32 天。诊时头痛复作 2 天，心烦不安，乳胀。舌黯红苔薄，脉弦。曾行 B 超检查未见异常。此属气滞血瘀，冲任不利，上阻脑络之经行头痛。治宜理气活血，化瘀通络。方用血府逐瘀汤加味：柴胡 12g，川芎 15g，当归 15g，赤芍 15g，熟地黄 12g，桃仁 10g，红花 10g，桔梗 10g，川牛膝 10g，甘草 6g，香附 12g，益母草 30g，全蝎 3g。7 剂（3 剂后川芎改为 10g），水煎服，1 日 1 剂。

服药第 2 天即经多而畅，7 天净，但仍头痛 3 天。于下次经前 3 天守一诊方 7 剂。此后头痛未作，月经调畅。

川芎辛散通，走而不守，活血化瘀，通行气血，为“血中气

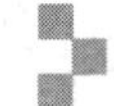

药”。上行头部，为瘀血头痛要药；中开郁结，为治胸、胁腹痛良药；下调经血，为通调冲任之佳品。

此外，由于川芎通达全身气血，除上述妇科病证外，也常用于内、外、骨伤等科疾病，如胸痞心痛，肝胁痛，风湿痹痛，跌打损伤等。

用量用法 6~10g。阴虚火旺，热盛血证慎用。

药理参考 川芎能扩张冠脉和脑血管，显著增加脑及肢体血流量，对中枢神经有镇静作用；小剂量可促使子宫收缩增强，大剂量反能抑制子宫收缩。

鸡血藤 补血通经，行血通络

鸡血藤，苦、微甘，温，归肝、肾经，入胞宫。主要功能为行血散瘀，补血调经。本品苦泄温通，调经止痛，其性和缓，行血又能补血。凡血瘀血虚之月经量少、经行不畅、月经后期、闭经、痛经、子宫内膜异位症、免疫性不孕、贫血者，均常用之。多与当归、熟地黄、白芍、黄芪、党参等配伍。如经验方十全调经汤[24]、化瘀消抗汤[10]中均用本品30g，以养血活血、调经通络，确有良效。

本品尚有舒筋活络之功，凡气血亏虚、经脉失养，包括妇女产后、中老年肢体麻木或关节疼痛者，用三痹汤加鸡血藤可获效。《饮片新参》载：“去瘀血，生新血，流利经脉……风血痹证。”

用量用法 一般30g，也可单味泡酒，熬膏服用，泡酒偏于行血；膏剂偏于补血。

药理参考 ①补血作用：煎剂可使家兔血细胞和血红蛋白升高。②能增强子宫收缩，增加剂量能引起子宫平滑肌痉挛。

土鳖虫　破血逐瘀，消癥通络

土鳖虫又名䗪虫，咸，寒，有小毒，归肝经，入血分。本品为一味较为平和的破血逐瘀、消癥散结、通经之药。其破而不峻，行而能和，瘀而兼虚，亦可用之。《金匮要略》大黄䗪虫丸以之为君，取其能润燥濡血，使干血脱其黏着而自下之效。妇科临床常用于血瘀经闭，癥瘕腹痛，胎瘀不下，陈旧性宫外孕，子宫内膜异位症等病证。配伍用方见红花篇。本品也是骨伤科跌打骨折常用药。

用量用法　3~10g。孕妇及无瘀之出血证忌服。

药理参考　有抗凝血作用。

水蛭　破血消癥，力强性缓

水蛭，咸、苦，平。有小毒。归肝经，入血分。功专破血消癥，并能利水。散瘀力较强。在妇科主要用于血滞经闭，癥瘕积聚，所治与土鳖虫同。

本品有利水之功，师传经验方水蛭内金散（片）即水蛭 3g 配鸡内金 10 克，研成散剂，或成片剂，1 日 2 次，每次 5 克，连服 2 周，停 1 周后再服，治疗盆腔囊肿、盆腔积水、人工流产不全及引产后残留胎植入等有良效，而无明显副作用。也可入煎剂。《神农本草经》谓水蛭“主逐恶血，瘀血，月闭，破血逐瘀，无子，利水道”。故多认为其破血散瘀之力强，用之较为谨慎。然而《神农本草百种录》则谓：“水蛭最喜食人之血，性又迟缓善入，迟缓则生血不伤，善入则坚积易破，借其力以攻积久之滞，自有利而

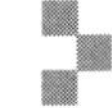

无害也。”按《中药药理与临床运用》所载：“水蛭素抗凝血，抗血栓，并且毒性是很低的。”“水蛭无毒，药性平和，祛瘀力强而无伤正之弊。在常规剂量内水煎服没有不适反应。”因此临床辨证用之有良效而无不良反应，应属安全。然毕竟是破血消癥之药，易伤气血，气血亏虚或需较长期服用者，必配伍益气养血之品，如黄芪、党参、白术、当归等，或用张锡纯之理冲丸以祛邪而不伤正。

病案举例　（刘云鹏先生医案）吴某，35 岁，慢性附件囊肿 2 年余。月经量少不畅，经前乳胀，时有腹胀而痛，倦怠。舌黯淡，苔白，脉弦软。B 超检查示：右附件见一 40mm×32mm 囊性包块。妇科检查：右附件可触及囊肿，大小如 B 超所示。1 月前外院行肿瘤标志物检查，未见异常。患者要求中药治疗。此为肝郁脾虚，水血瘀阻之癥瘕。以当归芍药散加味，以疏肝养血，健脾利湿。当归 10g，赤芍 15g，川芎 10g，柴胡 10g，益母草 20g，香附 12g，桂枝 6g，白术 12g，茯苓 10g，泽泻 10g。水煎服。同时用水蛭内金片每次 6 片，1 日 2 次吞服。

服 20 剂后 B 超复查，囊肿已缩过半（22mm×16mm），守前方加黄芪 30g 以益气扶正。12 剂后复查 B 超右附件未见异常，予人参养荣汤 10 剂复其气血。

水蛭、土鳖虫均为虫类药，有较强的破血消癥作用，均有小毒。所治病证大致相同。但水蛭力较强，作用缓慢持久，并能利水，治积液；土鳖虫性略缓和，兼可续筋接骨，此二者之异。

用量用法　2~3g。孕妇及月经过多者忌用。

药理参考　含水蛭素、肝素等，有抗凝血、抗血栓作用。有终止妊娠作用。

穿山甲　散结下乳，通络妙品

穿山甲，咸，微寒。归肝、胃经。有消癥通络，散结下乳，活血调经之功。

应用

1. 消癥通络　性善走窜行散，主要用于

（1）输卵管阻塞。常配皂角刺、路路通、当归、川芎、柴胡、牛膝等。如经验方疏肝活血通管汤[17]。

（2）用于子宫肌瘤，卵巢囊肿，子宫内膜异位症等癥瘕。常配三棱、莪术、昆布、海藻、丹参等。方如张锡纯之理冲汤加山甲粉等。

病案举例　张某，32岁，患者3年前生育1女后，一直未孕，3月前造影提示：双侧输卵管通而不畅。月经5~6/28~30天，量少，色黯，痛经（+）。诊时两胁胀痛，善太息，舌黯，有瘀斑，苔薄白，脉弦。诊断为继发性不孕（输卵管通而不畅），证属肝郁气滞，瘀血阻络。治宜疏肝活血，化瘀通络。用经验方疏肝活血通管汤加减：炮穿山甲12g，穿破石15g，皂角刺15g，柴胡12g，枳实10g，当归12g，川芎10g，赤芍15g，生地黄10g，牛膝12g，桃仁10g，红花10g，路路通15g，郁金10g，素馨花10g。15剂。并予以精神开导。

药后胁痛减轻，月经来潮，量增加，痛经明显缓解，守上方15剂，后造影，提示：双侧输卵管基本通畅。2个月后妊娠，获一健康男婴。

2. 散结下乳　用于乳癖，常配玄参、浙贝、牡蛎、海藻等。如配入逍遥散中疏肝养血，软坚散结。用于产后缺乳，常配黄芪、

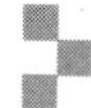

当归、通草、王不留行等。方如《傅青主女科》之通乳丹加炮山甲。《本草纲目》载："穿山甲，王不留，妇人服了乳长流。"说明下其乳之性。此外，穿山甲通络达窍，清解血脉之热结，故能用治乳痈，前庭大腺脓肿，疮疡脓肿，常用方如仙方活命饮。

3. 活血通经　用于经闭，常配当归、川芎、鸡血藤、党参等。方如血府逐瘀汤，十全大补汤加炮山甲等。

《本草纲目》："穿山甲通经脉，下乳汁。此物穴山而居，富水而食，出阴入阳，能窜经络达于病所。"本品性善走窜，通达脏腑经络，行散之力较大。若长时间或虚者用之，应配益气养血之品，以免伤正。

现今穿山甲甚为缺乏，因此主要用以治输卵管阻塞，取其走窜之性，通达经络之长。常用粉剂，5~10g 吞或装胶囊服用。不论属血瘀、湿热、寒湿、血虚证型均宜配入相应辨证方中用之。至于其他疾病，多以他药代之，如王不留行、皂角刺、地龙等。若此既节省药材，又不影响疗效。

用量用法　5~10g，孕妇忌用。宜醋淬、砂炒后研成粉吞服，煎汤效较差。

药理参考　主要成分为氨基酸，饱和多种微量元素。有扩张血管，增进血液，抗凝血作用。

三棱　消癥散积，偏于破血

三棱，辛、苦，平。归肝、脾经，入胞宫。功能破血行气，消癥散积。

应用

1. 消癥散结　用于各种癥瘕积水，如子宫肌瘤，卵巢囊肿，子宫内膜异位症，异位妊娠，盆腔炎性包块，人工流产胚胎残留等。常配伍莪术、当归、川芎、桃仁、红花、党参、黄芪等。如经验方宫瘤汤[5]、净胞饮[4]、异位妊娠甲方[7]、张氏理冲汤。

2. 活血止痛　常用于慢性盆腔炎、附件炎久治不愈之腹痛。常与桃仁、红花、枳壳、当归、赤芍、柴胡等配伍，如血府逐瘀汤加三棱、莪术。

3. 化瘀通经　用于宫颈、宫腔粘连之经闭。配用如上并加用水蛭、桂枝等。方如血府逐瘀汤、桃仁承气汤。

病案举例　胡某，经商。患者3月前行人工流产后月经未潮，于外院行宫腔镜检查，发现宫腔粘连，当即分离粘连，并予补佳乐片1盒口服。但患者仅服1周即自行停服，以为粘连已处理。但术后月余仍未潮经，伴头昏倦怠，心烦，小腹时有坠胀。舌黯红，苔薄黄，脉弦。考虑可能为术后再度粘连。证属瘀阻胞宫，气血不足。治宜活血化瘀为主，兼补气血。方用血府逐瘀汤加减：柴胡10g，当归12g，赤芍10g，川芎10g，生地黄10g，桃仁10g，红花10g，川牛膝12g，香附12g，三棱12g，莪术12g，水蛭10g，黄芪30g，生山楂30g。7剂，水煎服，每日1剂。

二诊：近2天小腹胀痛而坠，心烦而怒。舌脉如前，此月经将通之兆，继用原方5剂。

三诊：服药4剂后，月经于昨日来潮，量中等，有血块，腹痛减，心烦除。舌脉如上。守上方去黄芪，加益母草15g，3剂，药尽经净。此后以一诊方去水蛭、三棱、莪术，加土鳖虫10g，桂枝6g，党参10g以温通益气，10剂。于经前1周再用一诊方加益母草15g，7剂。月经如期而潮，量多而畅，腹坠胀未作，1周净，停药告愈。

用量用法　6~10g，应用醋炒。孕妇、血证无癥瘕者忌用。

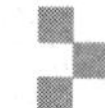

药理参考 有抗凝血、抗血栓形成作用，对动物子宫有兴奋作用。

莪术 功同三棱，偏于行气

莪术，辛、苦，温。功能及所治疾病与三棱基本相同。《药品化义》：“莪术味辛性烈，专攻气中之血，主破积消坚，去积聚癖块，经闭血瘀……与三棱功用颇同。”三棱破血作用较强，莪术行气作用较优，此为同中之异。二者常相须同用，可增强效果。用量与禁忌同，药理亦相同。

三棱、莪术为化瘀消癥散结要药，擅长治癥瘕，闭经等，又能行气，以治一切血瘀气滞之心腹、胁肋疼痛。其性看似峻猛，实近平和，但建功较速。二药配伍适宜，应用适时，少见不良反应，然需久用或体虚者，必须佐黄芪，或人参、白术等，如此久服可无伤气血，反能助行瘀消癥之力，且能增进食欲、调和气血，为治癥瘕之要药。

余从众多妇科盆腔手术观察，多有不同程度的粘连、积液等，此与瘀血、癥结同义。故凡慢性疼痛均可用三棱、莪术配入相应方中为治，有很好效果。盖粘连、积液为瘀血内阻，不通则痛。只活血多无效反而痛增。活血加消癥散结，结渐散、血渐活，其粘连、疼痛可除。

病案举例（刘云鹏先生医案）林某，33岁，教师。患者半年前单位体检时发现右附件包块，诊时小腹有压痛，右侧为甚，喜热敷，平时畏寒肢冷，腰酸冷，腹胀便溏。舌淡黯，苔白腻，脉沉弦。妇科检查：附件右侧可触及一约50mm×35mm大小囊性包块，触痛（+），左附件（−）。B超：子宫右侧有一52mm×36mm

大小囊实性回声。此属寒湿瘀结成癥，为右附件炎性包块。治宜散寒除湿，化瘀消癥。方用少腹逐瘀汤加减为治：三棱15g，莪术15g，小茴香6g，干姜6g，延胡索12g，五灵脂12g，蒲黄10g，当归12g，赤芍15g，川芎10g，桂枝10g，茯苓15g，桃仁12g，昆布15g，海藻15g，土鳖虫10g。7剂，每日1剂，水煎服。共服药25剂，B超检查示包块消失，妇检无异常，月经亦复常。

延胡索　活血行气，妇科止痛“第一品药”

延胡索，辛、苦，温。归心、肝、脾经。功能活血，行气，止痛。既入血分，又入气分，止痛作用很强，能止内外上下诸痛。对妇女经期、产后，杂病诸瘀滞腹痛均宜用之。寒证可与肉桂、小茴香、干姜等同用，方如少腹逐瘀汤等。热证可与川楝子、栀子、牡丹皮同用，方如付氏宣郁通经汤等。虚证可配当归、白术、党参。如经验方加减归芍汤，瘀证常与桃仁、红花、五灵脂同用，方如膈下逐瘀汤等。正如《本草纲目》所谓：“延胡索，能行血中气滞，气中血滞，故专治一身上下诸痛，用之中的，妙不可言。盖延胡索活血化气，第一品药也。”

此外，还用于内、外、骨伤科之心腹诸痛，跌打损伤疼痛。

用量用法　煎服：10g，研粉吞服：1~3g。

药理参考　主要含延胡索乙、甲、丑素，有明显的镇痛、催眠、镇静作用。

郁金　行气解郁、活血止痛之女科良药

郁金，辛、苦，寒。归肝、胆，心经。功能活血止痛，行气

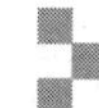

解郁。本品辛散苦泄，能行能散，既能活血又行气解郁。妇科主要用于痛经，经行乳胀，郁证，胸、胁、腹痛等，常配伍当归、白芍、香附、柴胡等。方如宣郁通经汤，经验方调经1号方[5]，逍遥散加本品，均有很好的疏肝解郁、活血止痛效果。《本草备要》："行气，解郁，泄血，破瘀。凉心热，散肝郁，治妇人经脉逆行。"

此外亦可用于温病痰浊蒙蔽心窍，癫痫狂证，胆囊炎，胆石症。以其具清心凉血，化痰开窍和利胆退黄之功。

用量用法 6~10g。畏丁香。

药理参考 含姜黄素和挥发性促胆汁分泌和减少尿内尿胆元。有抗炎止痛作用。

五灵脂 通瘀止血、止痛之要品

五灵脂，苦、咸、甘，温。气味俱厚，专入肝经血分，且入胞宫，通血脉、散瘀血，有较强的止痛作用。

应用

1. 止痛 用于瘀血所致痛经，产后腹痛，异位妊娠等病证。常与当归、赤芍、川芎、蒲黄、延胡索、桃仁、肉桂等配伍。方如少腹逐瘀汤，膈下逐瘀汤，经验方异位妊娠甲方[7]。

2. 止血 本品又有活血止血作用，宜醋炒。常用于瘀血内阻，血不归经之崩漏，经期延长，产后恶露不绝，胎物残留出血等病证。常与益母草、田三七、蒲黄炭、当归等配伍。如经验方活血化瘀汤[13]加之，益母生化汤合失笑散等。《本草纲目》云："止妇人经水过多，赤带不绝，胎前、产后血气诸痛。"

常与蒲黄配伍，相须为用，《本草纲目》谓："局方失笑散不独止妇人心痛血痛……胎前产后血气作痛、血崩经溢……俱能奏功。”二药俱甘，一温一平，不寒不燥，行气而不伤气，行血而不耗血，其用甚广。

此外，尚用治冠心病心绞痛，肋间神经痛，以行血气，通经络，降瘀浊。传统“十九畏”中五灵脂与人参相畏，前贤及现代医家多有二者同用。刘云鹏先生亦然。余宗之应用数十年，认为二者同用，相反相成，未见不良反应。近代一些研究认为对某些疾病，二者未见明显毒性，而且可增强疗效。

用量用法 6~10g。无瘀者及孕妇忌用。

药理参考 五灵脂可降低全血黏度，缓解平滑肌痉挛。

乳香 行血中气滞，“定诸经之痛”

乳香，辛、苦，温。归心、肝、脾经。具活血止痛之功，其辛香走窜调气，苦温通泄化瘀，既入血分，又入气分，能行血中气滞，止痛之力强。善治气滞血瘀引起的妇科痛证，如痛经，产后腹痛，子宫内膜异位症，慢性盆腔炎等痛证。常与没药、当归、赤芍等同用。如少腹逐瘀汤加之、活络效灵丹等。

也用于乳痈、阴疮。与金银花、甘草、穿山甲、皂角刺、浙贝、赤芍等配伍，方如仙方活命饮。

本品常与没药相配，相须为用。也常用于跌打损伤，心腹诸痛，风寒湿痹，痈疡等痛证。血因气滞，则凝而不通，“不通则痛”。乳香辛散温行，使气通血活，故可行血中气滞。《本草汇言》谓：“通气化滞为专功也。”然其与没药均气味辛苦难咽，对胃肠道有刺激，往往患者服后感到胃脘不适。因此较少用之，除非疼痛较剧者。

用量用法 6~15g。胃弱及无瘀者慎用，孕妇忌服。

药理参考 有镇痛作用。

没药 功用同乳香，散血中之瘀

没药，辛、苦，平。归心、肝、脾经，入胞宫。功用、主治疾病、用量、禁忌与乳香基本相同。二者常相须为用。然乳香偏于行气，止痛之力大；没药偏于行血，散瘀之功强。此其之异。二者合用，相得益彰。《医学衷中参西录》："乳香、没药，二药并用，为宣通脏腑，流通经络之要药，故凡心胃胁腹，肢体关节诸疼痛皆能治之，又善治女子行经腹疼，产后瘀血作痛，月事不能时下。其通气活血之力，又善治风寒湿痹……一切疮疡肿疼……虽为开通之药，不至耗伤气血，诚良药也。"

药理参考 对动物离体子宫先是兴奋，后抑制作用。

血竭 活血化瘀，集止痛、止血于一身

血竭，甘、咸，平。归肝经。具活血定痛，化瘀止血之功。本品入血分，散瘀止痛，且能止血，止血不留瘀。主要用于瘀血阻滞之痛经，尤其是子宫内膜异位症、子宫腺肌症之痛经，经血量多、有块者。或与三七粉相配，既能化瘀止痛，又可行血止血。常与三七、延胡索、当归、川芎、桂枝等配伍。如于少府逐瘀汤、膈下逐瘀汤中加入。

还可用于跌打损伤，外伤出血，疮疡不敛等病证。

本品与延胡索均有活血止痛之功。延胡索既入血分活血，又入气分行气，止痛作用较血竭强，但无止血作用；血竭专入肝经

血分，不入气分，止痛作用不如延胡索，但可止血，且止血而不留瘀。

本品与田三七均入肝经血分，同有化瘀止血止痛之功。但田三七以止血为长，止痛之力弱于血竭；血竭以止痛为优，止血不如田三七。但二者常配伍，相须为用。

血竭与乳香、没药、五灵脂均可化瘀止痛、止血。乳香、没药虽然止痛力强，但其味异常而碍胃，无止血作用；五灵脂亦有异味，止痛之力与血竭相当，与蒲黄配合，不但有较好的止血之效，而且止痛作用更强。但血竭止痛止血，一药即可，且无异味碍胃之弊。

用量用法 2~3g 制成粉装胶囊（吞服），也可用 5~6g 煎服。无瘀血者不宜用，孕妇忌用。

药理参考 抑制血小板聚集，防止血栓形成，有一定的抗菌、抗炎作用。

山楂 祛瘀化癥、止痛、消肉积之妙品

山楂，酸、甘，微温。归脾、胃、肝经，入胞宫。具有祛瘀止痛，消食化积之功。

应用

1. 祛瘀止痛 本品性温，入肝经血分，能行气活血，有祛瘀止痛作用。山楂一味配红糖，即古方独圣散，为治产后瘀血腹痛（儿枕痛）之效方，也常用以治痛经、胸胁腹部疼痛。多与当归、川芎、赤芍、桃仁、五灵脂、蒲黄等配伍，方如血府逐瘀汤、少腹逐瘀汤合独圣散。

2. 活血调经 山楂入肝经，通行气血。有活血祛瘀、调经之

功。常用于气血瘀阻之月经后期、月经量少、闭经。加入逍遥散、血府逐瘀汤中以增活血通络之效。治疗痰瘀壅塞之肥胖、闭经等，常与苍术、香附、半夏、茯苓、陈皮、仙茅、仙灵脾等配伍。如经验方温肾化痰汤[19]，其中亦重用本品以温阳化痰，祛脂调经。

病案举例　友人之女，25岁，未婚，有膜样痛经史，月经40天未潮，不愿服药。余嘱用生山楂30g煎水，加入红糖，1日3次饮用，2天后经潮顺畅，无膜块排出，痛经未作。下月再如法使用，经调痛消。

3. 消癥下胎　本品有“消肉积，癥瘕”之功。常用于产后瘀血之恶露量少不绝，人工流产胎物组织残留等。多与益母草、当归、川芎、桃仁、三棱、莪术等配伍，如经验方净胞饮[4]，消癥净宫汤[14]。

病案举例　患者王某，35岁，2月前行人工流产，术后发现胚胎残留，又经清宫，仍有残留组织，于1周前住院行宫腔镜检查，术中见35mm×30mm植入残留胎盘，经钳取仍有大部分残留。诊时阴道少许出血，腹痛不明显，气短倦怠，纳差，舌黯，苔薄黄，脉弦滑无力。诊断为胎物残留，治以益气活血，祛瘀消癥为法，方用消癥净宫汤加减：山楂30g，熟地黄10g，当归12g，白芍10g，川芎10g，桃仁10g，红花10g，三棱12g，莪术12g，鳖甲10g，土鳖虫10g，牛膝12g，水蛭10g，黄芪30g，党参15g。5剂，水煎服，1日1剂。

共三诊，原方稍做出入，服18剂血止，复查B超示：子宫大小正常，宫腔内无异常回声。拟人参养营汤10剂以调补气血，1月后经潮，量较少，5天净，续方10剂，告愈。

本品也常与麦芽配伍，一活血祛脂，一理气消乳，以治高泌乳素血症之月经不调、经闭有良效。

4. 消食化积　本品酸、甘，长于消食化积，能治饮食积滞，尤其是消化奶积、肉积。常与神曲、麦芽、莱菔子等配伍。如保和丸。

此外，本品也适用于治疗冠心病，高血压病，高血脂，脂肪肝，慢性胆囊炎，以及肠炎、痢疾等疾病。

山楂虽然祛瘀化积之效强，然其性平和。《本草纲目》谓之："消肉积，癥瘕。"烧煮牛肉，放入数粒山楂即易煮烂，足见其消化肉食之功。因而余对人工流产不全，胎物组织残留，用山楂30g于相应方中，能软化组织，增强化消胎物之力。异位妊娠，子宫内膜异位症，子宫肌瘤亦然。亦用于治宫腔粘连和肥胖人闭经，以其行气祛瘀，软化、分解粘连，祛脂而奏通经之效。若体弱或须久用者，应配合益气养血之药，使化瘀而不伤新血，消癥而不伤正气。

用量用法　化瘀止痛，生用20~30g；消食化积，炒用10~12g。孕妇忌用。

药理参考　山楂所含脂肪酸能促进脂肪消化，加强胃液消化酶的活性而促进消化，具有降脂作用。有非常显著的降低血清胆固醇及甘油三酯作用，能扩张冠状动脉，增加冠脉流量，保护心肌缺血缺氧。有抗血小板聚集，降低血液黏稠度，降血压以及抗氧化作用。此外，还有抑菌，收缩子宫的作用。

小　结

凡妇女内伤七情，外感六淫，经期，产后，或手术损伤，久病阴阳气血亏虚等，均可致血液运行不畅，凝滞脉中，结于脉外，形成瘀血。血瘀于冲任、胞脉、胞宫，可发生月经失调，痛经，

出血性月经病，异位妊娠，产后腹痛，恶露不绝，胞衣不下，癥瘕，不孕等病证。其治须用活血化瘀药物，本章所列为妇科所常用。有活血调经类，如益母草、丹参、泽兰、鸡血藤、牛膝、桃仁、红花、川芎等调经要药。然而前5味性和缓，活血祛瘀而不伤正。丹参、鸡血藤还兼养血补血作用，其中以益母草应用最广，调经，种子，安胎，止血，消癥，利水，下残胎等。对子宫有明显兴奋作用，可使子宫收缩加强。是妇产科首选之药。正如《本草纲目》所谓："活血，破血，调经，解毒。治胎漏难产，胎衣不下，崩中漏下。"丹参，祛瘀生新，活中兼补，《妇科明理论》谓："一味丹参饮，功同四物汤。"应用较广，兼有调节免疫作用，亦是妇科理血之良药。牛膝行下，有川、怀之分。二者均活血通经。后者长于补肝肾，强筋骨。前者更偏于活血通经，补肝肾，强筋骨。桃仁、红花、川芎活血化瘀之力较强，走而不守，应用时注意配伍，以防伤正。其中以红花为最，如《本草汇言》言："红花，破血，行血，和血，调血之药也。"与桃仁相配，其力更强。川芎辛散温通，通行全身，为"血中气药"。如《本草汇言》所言："芎䓖，上行头目，下调经水，中开郁结，血中气药……虽入血分，又能去一切风，调一切气。"药理研究，此类药物多作用于子宫，有兴奋子宫、增强子宫收缩、扩张血管作用。

化瘀消癥类，如桃仁、红花、三棱、莪术、土鳖虫、水蛭、穿山甲、山楂等性多峻猛，易伤血耗气。其中三棱、莪术最强，正如《本草经疏》所言："三棱，从血药则活血，从气血则治气……所以能治一切凝结停滞有形之坚积也。"莪术与三棱功同。土鳖虫、水蛭均为性味咸、寒，有小毒之虫类药，同入肝经血分，以破血逐瘀消癥。但土鳖虫略为和缓；水蛭较强，缓慢持久，且能利水，而无伤正之弊，较为安全；穿山甲性善走窜，既能消癥散结，又能通乳络而下奶，通胞络以通管。若较长时间使用，应配合益气养血之药，既不伤正，又能增强疗效。张锡纯之理冲汤即是很好的范例。药理研究方面，此类药均有扩张血管，抗血小板聚集，抗凝血，抗血栓形成作用。山楂性温，入肝经血分、胞宫，能行气活血，止痛，通经，收缩子宫，为下残胎要药。其味酸、甘，又能助消化，消肉积，降血脂。

具有止痛止血之功者，如益母草、五灵脂、延胡索、郁金、乳香、没药、血竭。此类药均有较强的止痛作用。益母草、五灵脂、血竭并有止血作用。其止痛止血均是活血祛瘀之结果。血活瘀化则痛可停，血可止。药理研究，此类药均有不同程度的镇静、镇痛作用。乳香、没药，性味功用相同，乳香偏于行气，没药偏于行血，二者常相须为用，“能宣诸经之痛”。如《本草纲目》言：“乳香活血，没药散血，皆能止痛消肿生肌，故二药每每相兼而用。”乳香、没药、五灵脂气味异常，碍胃，因此不常用。善用延胡索，以其止痛力强，且不碍胃。如《本草纲目》谓：“专治一身上下诸痛。”郁金亦能活血止痛，并有行气开郁之功，而无止血之用。血竭入血分，化瘀止痛之力亦强，并可止血而不留瘀。

活血调经之益母草、丹参等八味药，对体液免疫和细胞免疫有一定的抑制作用，对血液中抗原抗体复合物有促进吸收作用。余治免疫性不孕之诸经验方，或以活血化瘀药为主，或以补益肝肾为主，均用了丹参、桃仁等。治免疫性流产之消抗固胎汤亦用有丹参、当归、川芎等。此外益母草、丹参、川芎、桃仁等亦有种子之功，经验方调经毓麟汤即有此数味（桃仁亦常加入），对内分泌失调所致不孕之治，效果颇佳。排卵期用活血化瘀类药物有促排卵作用，包括未破卵泡黄素化综合征。

桃仁、红花、丹参等配伍适当，对中老年人，不分男女均有

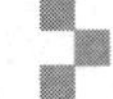

一定的养生作用，刘云鹏先生中年时开始，每月口服血府逐瘀汤加减数剂，逾百岁尚能应诊，神清体康，无老年斑出现。此与活血化瘀，扩张心、脑血管，促进血液循环，清除氧自由基等作用有关。

上述药理研究多与临床病症相符合，参考用之，可进一步提高疗效，如益母草之增加子宫收缩以止血等。尽管如此，也应辨证、辨病、辨药（药性、功用）相结合，切勿不遵辨证论治原则，单凭药理作用而中药西用。

篇中药理系根据《中药学》《中药药理与临床运用》《现代中药学大辞典》等文献所载，以后各篇参照文献相同，不再赘言。

瘀者淤也，犹如江河沟壑淤积，大则泛滥成灾，小则局地为害，当疏浚之以利民为福。血瘀亦如此，若不及时治之，大则成癥而可恶变，小则为病为痛。正确辨病辨证，有针对地施以活血祛瘀药物治之，则血脉通畅，身心康泰，可望登仁寿之域。

第二讲　理气药

妇女生理病理特点之一是“有余于气，不足于血”，易于肝失疏泄，气机郁滞而发经、产诸病。凡能疏畅气机，调理气滞或气逆等气分疾病的药物，称为理气药。理气药适用于妇女之气滞诸病。

香附　“气病之总司，女科之主帅”

香附，辛、微苦，性平。归肝、脾、三焦经，入胞宫。功能疏肝解郁，调经止痛。本品入肝经气分，善于解肝气之郁滞。故前人谓之专“治气结为病”，其既行肝经气分以理气，又入肝经血分而调经。《本草逢原》谓之：“气病之总司，凡血不自行，随气而行，气逆而郁，则血亦凝滞，气顺则血亦随之而和畅矣，故为女科之要药。”

应用

1. 疏肝解郁　如肝气郁结之经行乳胀，胁肋胀痛，乳癖，抑郁症等。常配柴胡、当归、白芍、郁金等。方如柴胡疏肝散，经验方调经1号[15]，逍遥散加香附等。

病案举例　（刘云鹏先生医案）徐某，32岁，患者近3月来

每于经前1周出现两侧乳房胀痛，月经5/30天，量较少而不畅，抑郁不舒，饮食二便尚可。舌黯红，苔薄白，脉弦。乳腺科检查未见明显异常。诊断为经前乳房胀痛（经前期紧张综合征）。证属肝郁气滞。治宜疏肝理气，养血调经为法。方用调经1号加味：柴胡12g，香附12g，当归12g，白芍12g，川芎10g，郁金10g，素馨花6g，玫瑰花4g，橘核12g，益母草15g，茯苓10g，白术10g，甘草3g。7剂，经前乳胀时开始服，水煎，1日1剂。

药尽经潮，量较多而畅，乳胀渐消，心情舒畅，守方7剂于下次经前1周开始服。乳胀未作，余无所苦，嘱其调情志。

2. 理气止痛　多用于肝郁气滞之月经不调，痛经等。常配柴胡、当归、白芍、郁金、益母草、延胡索等。方如《傅青主女科》宣郁通经汤、膈下逐瘀汤等。香附在其中，理气以活血，活血则通而不痛。

病案举例　朱某，30岁，近2年来，每于经前2天及经期第1~2天小腹疼痛，月经5/25天，经量时多时少，有小血块。诊时正值经前3天乳房胀痛，心烦口苦而干。舌黯红，苔薄黄，脉弦数。数天前B超检查未见明显异常。妇科检查右侧附件区稍增厚，轻压痛，子宫大小正常，前位，压痛（-）。诊断为痛经。证属肝郁热结，气血不调。治宜疏肝清热，理气活血。方用宣郁通经汤加味：柴胡10g，香附12g，当归12g，白芍15g，黄芩12g，牡丹皮10g，郁金10g，白芥子6g，益母草15g，川楝子12g，延胡索15g，甘草6g。7剂，水煎服，每日1剂。

服药3剂后月经如期来潮，量中等，较畅，仅经期第1天小腹轻微疼痛数小时，5天经净。心烦、口苦、口干已不明显。舌如前，脉弦。改处丹栀逍遥散加味，以疏肝清热：柴胡10g，香附10g，当归12g，白芍12g，白术10g，茯苓10g，甘草6g，牡丹皮 10g，栀子 10g，郁金 10g，素馨花 6g。7 剂。

此后于经前守一诊方 7 剂，痛经未作。再观察 1 月仍未痛经，月经复常，诸症消失。

3. 调经　气行则血行，气血失调则冲任不利，易致月经不调、闭经等。对属气血不调之月经量少、闭经者，与益母草、当归、川芎、熟地黄、白芍、茺蔚子等配伍，方如益母胜金丹加减，香附在其中，理气以活血；痰阻冲任、肥胖之月经不调、闭经者，与苍术、半夏、茯苓、陈皮、山楂、当归、川芎等配伍，方如苍附导痰汤，理气化痰调经；气血亏虚、冲任失养之月经量少、闭经者，与人参、黄芪、当归、川芎、熟地黄、阿胶、鸡血藤等配伍，如经验方十全调经汤[24]，本品在方中理气调经，使补而不滞；在气血失调、冲任不固之崩漏日久不止者，常与蒲黄炭、地黄炭、熟地黄、白芍、当归、阿胶等配伍，方如黑蒲黄散（《陈素庵妇科补解》），方中用香附调气以和血、固冲止血。

4. 助孕　肝郁不疏，气血失调，冲任不能相资，则月经不调、不孕，常与柴胡、当归、白芍、白术、益母草、素馨花、玫瑰花等配伍，方如经验方解郁种玉汤[22]；气血失调，肾精不足者，多与益母草、当归、熟地黄、白芍、川芎、菟丝子、枸杞子、覆盆子等配伍，如经验方调经毓麟汤[1]（本方为刘云鹏先生种子主方之一）。

此外，香附还用于寒凝气滞，肝气犯胃之胃脘痛，腹痛。方如良附丸、香苏散等，因其有理气和中之功。

本品芳香辛行，其性平和，入气入血。与补气药配伍，以益气调经，补而不滞；配入养血补血药中，助其养血调冲，补中有行；配入养血疏肝药中，以增强养血疏肝之功；与益母草合用以活血理气调经；配入桃仁、红花、赤芍等以增理气活血化瘀之功；

与化痰药同用，以治痰气瘀阻之闭经等。

用量用法 6~10g。用醋炒。

药理参考 对动物子宫有抑制作用，能降低其收缩力和张力。有轻度雌激素样作用。

川楝子 清肝泄热，止痛并调经

川楝子，苦，寒，有小毒。归肝、胃、小肠经。本品苦寒降泄，具清肝泄热，疏泄郁火，行气止痛，杀虫之功。

应用

1. 调经止痛 常用于肝郁化火之胸、腹、乳、胁诸痛证。如痛经、经行乳房胀痛。与延胡索配伍，称金铃子散。并与柴胡、白芍、枳实、麦冬、生地黄等同用。方如宣郁通经汤合金铃子散、一贯煎等以疏肝清热，调经止痛。

2. 泻火止痛 用于肝胆火郁或下焦湿热瘀阻之盆腔炎、胆囊炎等。常与柴胡、白芍、黄芩、枳实、大黄等配伍。方如逍遥散、大柴胡汤中加之以清肝热，泻郁火，理气止痛。

3. 杀虫止痛 用于寒热错杂、虫扰不宁之妊娠胆道蛔虫、痛经等。常与乌梅、川椒、细辛、黄连、黄柏等配伍，方如乌梅丸加减。安蛔下虫止痛有良效。

病案举例 20年前曾治一女学生，患崩漏2月未止，量多腹痛，曾服胶艾汤合失笑散加味等方无效。诊时腹痛阵发性加剧，拒按，阴道出血甚多，色淡红有血块。头昏心慌，巩膜有蓝斑，面部白斑。舌淡红有齿痕，苔黄，脉弦数软。此属寒热错杂，虫扰不宁而腹痛；君相火下扰血海致冲任不固之崩漏。其治应调理寒热，杀虫以止痛，固冲任以止崩。用乌梅汤加减：乌梅30g，川楝子12g，附子6g，细辛3g，干姜炭6g，当归10g，白芍30g，黄连6g，黄柏10g，蒲黄炭10g，贯众炭15g，苦楝根皮10g等，2剂。药后大便排出蛔虫一条，腹痛减轻，下血减少。原方去苦楝根皮，3剂，腹痛、崩漏均止。继以原方去川楝子、蒲黄，加党参、白术等调治数天。半年后患者告知，崩漏、腹痛未再作。

还常用于内、儿科治胸、胁疼痛，腹痛，疝气及虫积腹痛等病证。

《本经逢原》："川楝，苦寒性降……其杀虫利水道，总取以苦化热之义。古方金铃子散，治心包火郁作痛，即妇人产后血结心痛，亦宜用之。"

川楝子与香附同为疏肝理气止痛之品。然川楝子性味苦、寒，具清泻肝火之功，用于肝胆火郁诸疼痛，并能杀虫以止痛；香附性味辛、苦，温，长于疏肝解郁、调经，用于肝郁气滞之月经不调，无杀虫之功。然其性平和，虽为气药，可入血分，能随不同配伍用于寒、热、虚、实多种病证。

用量用法 6~10g。本品有小毒，不宜大量、长时使用。尤其孕妇，应痛止停服。

药理参考 含川楝素等驱虫有效成分。有松弛奥狄括约肌，收缩胆囊促进胆汁排泄作用。

玫瑰花 行血滞，疏肝解郁以调经

玫瑰花，甘、微苦，温。入肝、脾经。具疏肝解郁，活血理气之功。

应用

常用于肝郁不舒，气郁血滞之月经量少，月经后期，经

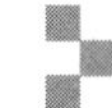

行乳胀、胁痛以及妇女抑郁症等。多与柴胡、当归、白芍、香附、益母草等配伍。如加味逍遥散、调经1号[15]等方中。

本品气味清香，性质平和，柔肝和胃，宣通气血窒滞，而无刚燥之弊。

用量用法　1~6g。煎服。

素馨花　理气滞，疏肝解郁兼活血

素馨花，味苦，平，入肝经。功能疏肝解郁，理气止痛。

应用

常用于肝郁气滞之月经过少，月经后期，月经先后无定期，经行乳胀，小腹胁肋胀痛，以及绝经前后诸证等。与香附、郁金、当归、白芍、柴胡等配伍。如逍遥散等方加入本品。

本品行气分兼入血，疏肝理气行血滞，其性平和，无一般理气药香燥之弊。与玫瑰花同具疏肝解郁之功。然玫瑰花偏于行血滞，素馨花偏于理气滞，此二者之异。

用量用法　6~10g。煎服。

路路通　行气活血，上通乳络，下通胞络

路路通，辛、苦，平。归肝、胃经。功能行气活血，调经通络。

应用

1. 活血调经　用于月经不调，月经量少，经行不畅等证。常与当归、川芎、益母草、香附等配伍。如加入益母胜金丹、调经1号方[15]中，以加强理气活血通经之功。

2. 行气通络

（1）通乳络：用于经行乳房胀痛，乳癖以及产后缺乳，常与青皮、香附、川芎、当归、白芍、穿山甲、王不留行等配伍，如加入调经1号方及逍遥散等方中；治疗乳络受阻之缺乳或乳汁不通等，本品加入下乳涌泉散（清太医院配方）；治疗气血不足，乳络不畅之缺乳，本品加入通乳丹（《傅青主女科》）。

（2）通胞络：用于输卵管阻塞等，常与当归、柴胡、枳实、赤芍、川芎、穿山甲、皂角刺等配伍。如经验方疏肝活血通管汤[17]等。

3. 利水　本品尚有利水之功。可用于经行不畅，伴水肿、胀满，加入五皮散中，以增调经理气、利水消肿之功效。

《四川中药志》载，本药“苦、微涩、平。行气宽中，活血通络、利水。用于胃痛腹胀，月经不调，周身风湿痹痛，水肿，小便不利”。

路路通能“通行十二经”，通气、通血、通经络，尤以通气效果明显。配乌药、香附、婆罗子等，服后多上易嗳气，下行矢气。余之治输卵管阻塞数方，均用本品疏通胞络，有良效。

用量　6~10g。孕妇忌用。

橘皮　理气，核散结，叶疏肝，络通络化痰

橘皮，又称陈皮。辛、苦，温。归肺、脾经，入胞宫。具理气健脾，化痰降逆之功。

应用

1. 理气健脾　其辛行温通之功，适用于脾胃气滞所致之妊娠腹泻，产后脘腹痞满，不思饮食等证。常与厚朴、木香、苍术、

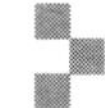

茯苓、猪苓、黄芩、白芍、党参、白术等配伍。方如香砂六君子汤、四芩苓芍汤等，以健脾和胃止泻。

2. 化痰降逆 其苦降痰湿之性，用于妊娠外感咳嗽，妊娠恶阻，恶心呕吐等病证。常与杏仁、半夏、党参、半夏、茯苓、甘草等配伍。方如止嗽散、六君子汤、半夏泻心汤等，以助降气化痰，止咳止呕。

橘皮以陈者为佳，其辛开苦降，善于调理中、上焦气机，以开壅降逆，施用甚广。可配入补、泻、升、降、温、清、消及表散剂中，发挥其理气、化痰作用。与补药同用，方如人参养荣汤治月经量少等；与泻药同用，方如大黄黄连温胆治经行情志异常；与升药同用，方如补中益气汤，以治月经先期，月经过多，崩漏，滑胎等；与降药同用，如六君子汤，以治妊娠恶阻；与清热药同用，如经验方半夏芩连枳实汤[21]，以治腹痛呕吐，崩漏等；与温药同用，如藿香正气散，以治经期、妊娠等吐泻；与消药同用，如苍附导痰汤，以治多囊卵巢综合征之月经不调、不孕等。如李时珍所云："苦能燥，辛能散，温能和，其治诸病，总是取其理气燥湿之功……同补药则补，同泻药则泻，同升药则升，同降药则降，随其所配而为用也。"

用量用法 6~10g。实热或伤津者慎用。

药理参考 对动物离体胃、肠运动有抑制作用；可增强心脏收缩力，扩张冠脉，增加心输出量，使冠脉血流量增加；升血压；扩张支气管，有刺激性祛痰作用；有利胆、降胆固醇作用；煎剂有抑制子宫作用，煎剂静脉注射时，能使麻醉兔子宫收缩。

附：橘络 系其果皮与果肉之间的纤维束群。甘、苦，平。归肝、肺经。功能通络化痰。适用于痰滞经络之咳嗽、胸胁作痛等。一般用 3~5g。

橘核 为柑橘种子，味苦，入肝经。功能理气、散结、止痛。用于乳癖，治产后乳汁淤积，可用橘核去硬壳，每次 5~10 粒，1 日 2 次吞服。一般用量 3~10g。

橘叶 为橘树之叶，性味辛、苦，平，归肝经。功能疏肝行气，散结消肿。胁痛、乳胀、乳癖、乳痈等证多用之。一般用 6~10g。青叶为佳。

青皮 破气，散肝气之郁结

青皮，苦、辛，温。归肝、胃经。具疏肝破气、散结之功。

应用

用于肝气郁滞之胸胁胀痛，与柴胡、当归、郁金、香附等配伍。常加入柴胡疏肝散、逍遥散等方中以疏肝理气止痛。用于乳房结块，与柴胡、当归、浙贝母、玄参、牡蛎、橘核等配伍。刘云鹏先生常用其经验方疏肝散结汤[23]，获佳效。

还可用治胸胁闷胀，食积腹胀，脘闷嗳气，以及疝气等病证。

青皮辛散、温通、苦泄、破气之力强，功专散肝气之结。不入血分，无调经之功。

青皮与橘（陈）皮，同出一物，前者为未成熟之果皮，后者为已成熟之果皮，同属气分药，性味同，皆有行气之功。青皮性温而下降，功在中、下二焦，长于疏肝破气、消积化滞。凡胁肋乳房胀痛、食积疝痛可用之。橘皮性缓，既升也降，功在上、中二焦，长于健脾行气、燥湿化痰。凡胸脘胀痛、食少吐泻、咳嗽痰多者，宜使用。

用量用法 6~10g，宜醋炒。不宜久服，气虚者和孕妇慎用。

药理参考 能促进消化液的分泌和排除肠内积气，能抑制肠

管平滑肌，具有解痉作用。对胆囊平滑肌有舒张作用，有利胆作用。有祛痰、扩张支气管、平喘作用。

枳实 行气，消痞除诸痛胀

枳实，苦、辛、微酸，性凉。归脾、胃、大肠经，入胞宫。功能破气消积，化痰除痞。

应用

1. 理气止痛 用于肝郁气滞之腹痛，包括盆腔炎、盆腔淤血症和产后腹痛等。常与白芍、甘草、丹参、柴胡等配伍。方如四逆散、大柴胡汤、经验方加减归芍汤[18]、枳实芍药散等。

2. 理气导滞 用于妇科手术后腹胀满痛，与厚朴、大黄、莱菔子配伍，方如厚朴三物汤。

3. 化痰消痞 用于月经后期、量少，甚至闭经，肥胖，属气滞痰阻之多囊卵巢综合征等，与半夏、陈皮、茯苓、苍术、香附等配伍，方如苍附导痰汤；用于妊娠恶阻，与半夏、陈皮、竹茹配伍，方如温胆汤等。

还用治胃肠气滞湿阻所致脘腹饱胀、腹痛、便秘、泻痢、胸腹痞满等病证。本品辛行苦降，行气消痞力强。气行则痞满消，气行则血活痛止，故用于以上痞满痛证有良效。

用量用法 6~10g。孕妇慎用。

枳壳 功同枳实，用分缓急

枳壳、枳实本是一物，均为芸香科植物酸橙，仅是生熟不同，枳实系未成熟果实，枳壳则系接近成熟果实，性味相同，功能及在妇科所治病证相近。枳实性较猛，长于破气消痞；枳壳性较缓，偏于行气宽中消胀。此为二者同中之异。如《本草纲目》所云："枳实、枳壳大抵功能皆能利气，气下则痰喘止，气行则痰满消，气通则痛刺止，气利则后重除。"有报道称可治胃下垂。余常于补中益气汤中以枳壳易陈皮，治疗妊娠中期流产（宫颈机能不全）有良效。此外，对轻度子宫脱垂、阴道壁脱垂、脱肛亦有一定疗效。

药理参考　枳实、枳壳煎剂对已孕、未孕家兔离体、在体子宫平滑肌均有兴奋作用；使胃肠运动兴奋，收缩节律增强；使胆囊收缩，有强心，增强冠脉、脑、肾血流量，及有升血压作用。

厚朴　苦温燥湿，下气除满

厚朴，苦、辛，温，归肺、脾、胃、大肠经。具燥湿化痰，下气除满之功。

应用

1. 用于湿热中阻，升降失常之妊娠恶阻、胸痞呕恶；湿热下扰血海，冲任失调之月经过多、崩漏等病证。与黄连、黄芩、半夏、枳实配伍。如经验方芩连半夏枳实汤[21]，辛开苦降，固冲止崩。

2. 用治妇科手术后气机不运之腹胀满、大便不行。与枳实、大黄相配，方如厚朴三物汤以消胀除满。

3. 用于经期、妊娠、产后、内伤外感之感冒、发热、吐泻，常与藿香、苏叶、陈皮、茯苓、白芷等配伍，方如藿香正气散。用于湿热损伤胃肠，郁阻气机之妊娠腹泻，与白芍、黄芩、苍术、茯苓等配伍，方如四苓芩芍汤加味（《温病条辨》）。此类病证亦颇常见，厚朴燥湿调气行滞，配合黄芩清热，四苓利水，意在开

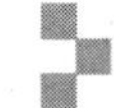

支河，利小便，使湿热之邪不直注大肠，从小便去，气机得调，积滞得清，则便泻自止。

刘云鹏先生谓：厚朴常与枳实配伍相须为用。本品燥湿下气，配黄连、半夏等辛开苦降，复其升降气机，热清湿化而冲任得固，呕逆崩漏自平。手术后腑气壅滞不运是所常见，厚朴用量倍于枳实、大黄，意在下气除满，不在通便，气下便自通。厚朴随不同配伍用治上述病证。在清热、理气、利湿之剂中，以更好地发挥其燥湿下气功效。

病案举例 陈某，32岁，卵巢囊肿手术后48小时无矢气，腹胀满痛，用肛管排气症状不减。晚6时来诊时病人痛苦不堪。得知其平素消化不佳，经常便秘腹胀。术后2天大便未行，吃香蕉1支欲通大便，不但大便未通，反而胀满益甚。观其舌黯，苔黄厚，脉沉实。急处：厚朴12g，枳实6g，莱菔子6g，生大黄6g。急煎，分2次连夜服完。次晨便通胀除，痛苦若失。

还可用于伤寒温病阳明腑实证；湿温湿阻脾胃致胸痞腹胀、食欲不振、腹痛泄泻；夏季暑湿困倦及肺气壅滞致咳喘痰阻等病证。

用量用法 6~10g。气虚津伤及孕妇慎用。

药理参考 对多种细菌和真菌有抑制作用；小剂量对肠管出现兴奋作用，大剂量则为抑制；对胃溃疡有防治作用；有降血压作用。

木香 调理脾胃气机，助调经

木香，辛、苦，温。归脾、胃、大肠、胆经。功能行气止痛，健脾和胃。

应用

1. 行气调经　用于气机郁滞冲任、胞宫之月经量少、经前少腹胀痛等证。常与乌药、香附、当归、川芎、益母草配伍。方如经验方调经2号[16]。

2. 补中行滞　用于脾虚失摄、冲任失固之月经先期、月经过多、崩漏，也用于手术后，心脾两虚、倦怠失眠、纳少等。常与黄芪、人参、白术、当归、阿胶、姜炭等配伍。方如归脾汤。木香配入方中，使补而不滞。非其能止月经过多、崩漏，乃助参、芪、术、归之力而固冲任使然。

3. 调气止泻　用于妊娠、经期和产后湿热损伤胃肠、郁阻气机之腹泻、痢疾等。常与苍术、茯苓、猪苓、黄芩、白芍、厚朴等配伍。方如四苓芩芍汤、香连丸，以调畅胃肠气机。

4. 和胃安胎　用于脾胃虚弱，胃气失于和降之妊娠恶阻。亦治产后、绝经期前脾虚气滞，食少便溏。常与人参、白术、茯苓、半夏、陈皮、砂仁等配伍。方如香砂六君子汤，以和胃降逆，助参、术等安胎。

《日华子本草》谓之："治心腹一切气……呕逆反胃，霍乱泄泻痢疾，健脾消食，安胎。"

刘云鹏先生谓：木香功专调理脾胃气机，有醒脾开胃，行气止痛之功。其辛香通达，走而不散，运中枢之气，以达脏腑、经络，能行诸药之精华，故《别录》称其能"行药之精"。也调肝胆郁气，并有利胆作用，可用于治疗胆囊炎等病证。

用量　3~6g。

药理参考　木香对胃肠道有兴奋或抑制作用，能促进消化液分泌，使胃肠蠕动加快。有明显的利胆作用。

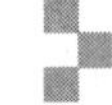

砂仁　行气温中，止呕安胎妙品

砂仁，辛，温。归脾、胃、肾经。具行气温中，止呕安胎之功。

应用

1. 和胃止呕　本品气味芳香，能化湿醒脾，温胃止呕，用于脾胃气虚，胃气不和之妊娠恶阻。与党参、白术、半夏、陈皮等配伍。方如香砂六君子汤加减。

2. 辅助安胎　用于脾肾虚弱，气血不足之胎动不安，胎漏下血及滑胎等。多与人参、白术、甘草、熟地黄、菟丝子、桑寄生、阿胶等配伍。刘云鹏先生常将砂仁用于其经验方安胎固冲汤[25]、固本培育汤[26]、泰山磐石散等，以助安胎。

本品辛散温中，行气化湿，为醒脾调胃要药。还常用于脾胃湿阻，气滞胸脘痞满所致纳差呕恶、腹痛泄泻等病证。

《本草纲目》谓砂仁“辛温，涩，无毒。和中行气，止痛安胎，补肺醒脾，养胃益肾，理元气，通滞气，散寒饮胀满，噎膈，呕吐，止女子崩中”。

砂仁用于妊娠恶阻，取其和胃降逆、止呕安胎之功，既能降逆止呕，又能防止因呕吐伤胎，并能醒脾开胃进食以养胎。砂仁尚有益肾作用，用于辅助安胎，既能入肾与补肾药协同以固胎元，又可使补益脾肾之药补而不滞，增强安胎功效，使胎居母腹若“泰山”之稳，“磐石”之安。

用量用法　3~6g。入汤剂，打碎后下。

药理参考　煎剂可增强脾胃的功能，促进消化液分泌，可增强肠蠕动，排出消化管内的积气。

乌药 温肾缩尿、行气调经良药

乌药，辛，温。归肺、脾、肾、膀胱经。功能行气调经，止痛温肾。

应用

1. 行气调经 用于冲任、胞宫气滞之月经量少不畅，经前经期腰腹胀痛，乳胀等证。与香附、木香、当归、川芎配伍。如经验方调经2号[16]。

2. 温肾缩尿 用于肾阳不足、膀胱虚冷之小便频数、失禁，包括妇女盆底肌肉功能不全等。与益智仁、山药、覆盆子配伍。方如缩泉丸。

还常用治寒犯中焦、脾胃气滞之胸腹胀痛，或呕恶便溏，寒疝腹痛，以及下焦虚寒之尿频、遗尿、白浊、膏淋等病证。

乌药味辛行气，用以治气滞之月经不调，经行乳、腹胀痛等。气行则胀消痛止，血活而经调。肾阳虚弱，膀胱失约，以致小便频数不禁。乌药有温肾阳、行气化之功，肾阳得温，膀胱得约，则小便自调。

用量用法 6~10g。孕妇慎用。

药理参考 对胃肠道平滑肌有兴奋和抑制双向调节作用。

小 结

《灵枢·五音五味》：“妇人之生，有余于气，不足于血，以其常脱血也。”

妇女一生，经、孕、产、乳易致机体阴血不足而肝失所养，

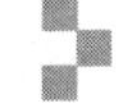

疏泄失常，肝气郁结。女子善郁，多愁善感，学习、工作、家庭、社会等压力过大，情志易于拂逆，以及寒热、饮食失调等，均可致气机郁滞，而生经、产诸病。

妇女气之为病，多见肝气不舒，脾胃气滞等。因此本篇理气药大致分疏肝气、理脾胃肠道之气。疏肝气之味有香附、川楝子、玫瑰花、素馨花、路路通、青皮等，均有不同程度的疏肝理气、调经止痛之功。其中以香附为最，药理研究香附对子宫有抑制作用。《本草纲目》称其“乃气病之总司，女科之主帅也”。其和玫瑰花、路路通、素馨花兼入血分。然两花质轻性平和，无刚燥之弊。川楝子仅行气，青皮只散结，不入血分。

治理脾胃肠道气逆壅滞之类，有陈皮、枳实、枳壳、厚朴、木香、砂仁、乌药等，均有不同程度的行气除满、健脾和胃之功。其中以橘皮用之较广。如《本草纲目》谓之“同补药则补，同泻药则泻，同升药则升，同降药则降，随其所配而为用也”。枳实、枳壳均有化痰除痞之效，但有缓急之分。清·杨时泰在《本草述钩元》中说：“壅有轻重，枳实性猛而速，病结实者，能决之溃之；枳壳性稍缓，略有辛味，能于氤氲无形之壅而疏利之，不以决溃为功也。”厚朴兼能燥湿下气。木香行气以调经，和胃止泻，可辅助安胎，并能入补剂使补而不滞。清·徐大椿认为“木香香而不散，则气能下达，故能通其气于小肠也”，并有消滞疏肝利胆之功。砂仁理气化湿，和胃降逆止呕，入肾经并有益肾安胎作用。《本草纲目》谓之：“和中行气，止痛安胎。”乌药有行气温肾之功，并有调经、缩尿之效。

妇科理气药中，首推香附，能与补气、补血、疏肝、理气、活血、化瘀、调经及清热等诸方药配伍而发挥其作用，故《本草纲目》谓香附：“利三焦，解六郁……妇人崩漏带下，月经不调，胎前产后百病。”与其他理气药相比应有区别，具体如下。

香附与川楝子：前者以疏肝解郁入血分调经为功；后者以清肝止痛见长，仅在气分，并有杀虫之效。

香附与青皮：二者均入肝，前者理气解郁，性缓和，兼可入血分调经；青皮破气较猛，长于散结止痛，无入血分调经之功。

香附与路路通：二者均能宣畅十二经气分，兼入血分而调经。但香附以疏肝解郁理气见长；路路通以通气、通乳络、通胞络为主。

香附与木香：香附利三焦，解六郁，性质平和，善于疏肝解郁理气；木香辛香温燥，功专调理脾胃肠道气滞，宽中醒脾，兼能利胆。

香附与枳实：香附入肝经血分，重在疏理肝气以治胁、乳疼痛见长；枳实入脾胃，不入肝及血分，重在行气消痞以治胸腹胀痛，行气以助活血止痛。

香附与厚朴：前者偏于疏肝解郁，入血分有调经之长；后者长于燥湿下气除满，无入血分调经之功。

香附与乌药：二药经常同用，然香附性平，长于解郁理气调经；乌药性温，擅于行气散寒，调经止痛，且温肾缩尿。

《中药学》《中药药理与临床运用》所载药理研究表明，本篇理气药大多具有抑制或兴奋胃肠平滑肌，或促进消化液分泌作用。香附、橘皮对子宫有抑制作用。枳实、枳壳对子宫有兴奋作用。乌药有利胆作用。

妇女以血为本，以气为用，血赖气行，“气为血帅”“气行则血行”“气滞则血瘀”。故而调理气机，亦甚重要。气顺血和，疾病不生，情志舒畅，女子之大幸也！

第三讲　清热药

热证属妇科三大证之一，包括实火、热毒、湿热、虚火诸里热证。凡性属寒凉，以清泄里热，治疗里热证为主的药物，称为清热药。

栀子　清三焦郁火，疗血证崩漏

栀子，苦，寒。归心、肝、肺、三焦经。功能泻火除烦，清热利湿解毒，凉血止血。

应用

1. 泻火除烦　其性苦寒，善清心、肝、三焦郁火以除烦。用以治肝经郁火之经前紧张症，郁证之心烦，湿热黄疸，肝火胁痛，吐衄便血等。与柴胡、当归、白芍、郁金、牡丹皮配伍，方如丹栀逍遥散。

2. 凉血止血　本品入心、肝经，有凉血止血之功。用于经行吐衄，与白芍、生地黄、黄芩、牡丹皮、茜草、牛膝、大黄等配伍。方如清肝引经汤。月经期延长、崩漏等，与柴胡、当归、白芍、阿胶、龟甲、牡丹皮、生地黄等配伍，方如平肝开郁止血汤、《简明中医妇科学》之清热固经汤。

病案举例　钟某，35岁，近半年来月经周期常25~27天，经期10~12天，3月前诊刮病检为“子宫内膜增生”，服中药月余未效。此次月经来潮50余天未止，量时多时少，色黯红有小血块，心烦易怒，口干口苦，少腹两侧隐痛而胀，大便时干时溏。舌黯红，苔薄黄，脉弦数。诊断为崩漏（功能失调性子宫出血）。证属肝郁化热，下扰血海，冲任不固。治宜疏肝清热，固冲止崩。方用平肝开郁止血汤加味：炒栀子10g，牡丹皮10g，柴胡6g，当归10g，白芍30g，白术15g，甘草6g，生地黄12g，荆芥炭10g，三七粉6g（吞服），蒲黄炭10g，岗稔根30g，香附10g。7剂，水煎服，1日1剂。服药5剂即血止，已无腹痛，余证均减。妇科检查：左附件区增厚，压痛±。前方去栀子、蒲黄炭、荆芥炭、三七，加熟地黄12g，山茱萸12g，枸杞15g，菟丝子25g。10剂。20天后月经来潮，7天净。

3. 清热祛湿　本品能清三焦而利小便，除肝胆湿热。用治经期、妊娠小便淋痛，与当归、茯苓、白芍、车前子等配伍，方如加味五淋散。治疗肝胆湿热下注之带下、阴痒肿痛，胁肋疼痛，与龙胆草、黄芩、泽泻、车前子、通草、当归等配伍，方如龙胆泻肝汤。妊娠黄疸，与茵陈、黄芩、大黄、茯苓、猪苓等配伍，方如茵陈蒿汤及茵陈五苓散加之。

此外，本品尚用于治热病心烦，湿热黄疸，目赤肿痛，疮疡等。跌打损伤，用栀子研末外敷可消肿止痛。

生用偏于清火，炒制可降低苦寒之性，炒黑偏于止血。

本品在妇科临床用之甚广，苦寒易于伤胃，不宜久用。刘云鹏先生云：“主治心、肝、三焦郁火是其特性，又具凉血止血之功。妇科血证、热证多用之而效良。”然易于滞血留瘀，应与大黄、三七等止血消瘀之品配伍，清热止血而不留瘀。

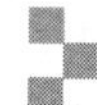

用量用法　6~10g。脾胃虚弱，便溏者不宜用。

药理参考　对多种细菌有抑制作用，可使胆汁分泌量增加，有镇静、降血压作用。

黄芩　泻火清湿热，止血能安胎

黄芩，苦，寒。归肺、胆、脾、胃、大肠、小肠经。功能泻火解毒，清热燥湿，凉血止血，安胎。

应用

1. 清热止血　黄芩具有清热燥湿、凉血止血之功。常用于血热妄行、湿热下扰冲任之月经先期，月经量多，崩漏，产后恶露不绝以及癥瘕、炎症出血等。多与黄连、黄柏、生地黄、牡丹皮、大黄、蒲黄、益母草等配伍。方如保阴煎、芩连四物汤、经验方清利固冲汤[27]、生化汤加之等。

2. 清肺膈热　本品入肺经，以清泻上焦肺火、膈热见长。用于治经期、妊娠外感，肺热咳嗽，经行吐衄、口糜舌烂等病证。常与杏仁、甘草、栀子、金银花、连翘、桑叶等配伍。方如桑菊饮加黄芩、栀子，凉膈散等。

3. 清少阳热　其苦寒入胆经，善清胆热。用治热入血室证。与柴胡、半夏、生姜、大枣、赤芍、生地黄等配伍。方如小柴胡汤。用治发热，胁痛拒按，大便秘结之胆腑郁火热证（胆囊炎）。配柴胡、枳实、芍药、川楝子、郁金、大黄等。方如大柴胡汤等以泻胆腑郁火。

4. 清中、下焦湿热　黄芩寒降清热，苦以燥湿，善清中焦、大小肠湿热。如湿热中阻之盆腔炎，症见呕吐、腹痛，湿热损伤肠道之妊娠、产后泻痢，与半夏、枳实、厚朴、泽泻、木香、黄连配伍，方如师传经验方半夏芩连枳实汤[21]、四苓芩芍汤。治疗肝经湿热之盆腔炎、阴道炎，症见胁痛、腹痛、带下。配龙胆草、柴胡、栀子、泽泻等，方如龙胆泻肝汤等。治妊娠黄疸，配栀子、茵陈、大黄，方如茵陈蒿汤。

5. 清热安胎　黄芩有清热安胎之功。用于血热之胎动不安，胎漏下血。常与黄柏、生地黄、阿胶、甘草、白芍、白术配伍。方如保阴煎、经验方安胎固冲汤[25]。

《本经疏证》："仲景用黄芩有三耦焉，气分热结者，与柴胡为耦；血分热结者，与芍药为耦；湿热阻中者，与黄连为耦。"本篇所用，与此相符。

此外，尚广泛用于治各种温病发热，肺热咳嗽，痰湿痞满，吐衄，黄疸，泻痢，疮毒痈肿，痒疹等病证。

一般认为，黄芩偏于清上焦肺火。实际其善于清泻上、中、下三焦之火及湿热。从以上所治病证可以说明之。本品有枯芩、子芩之分，枯者中空，体轻上浮，偏于清上焦肺火；子者体实尖细，质重主降，偏于清泄下焦湿热；二者混用，可清中焦郁火湿热。黄芩善于清热凉血而安胎，朱丹溪谓："黄芩、白术乃安胎圣药。"然血热之胎动不安用黄芩才有效，虚证无热者不适用，并非不论寒热虚证，均可用之安胎。

用量用法　6~10g。清热多生用，止血安胎可用炒。

药理参考　对多种细菌有不同程度的抑制作用。有退热，保肝，利胆，镇静，降血压和抑制肠管蠕动作用。

黄连　解毒清湿热，止血止泻痢

黄连，苦，寒。归心、脾、胃、肝、胆、大肠经。功能清热

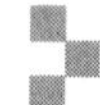

燥湿，泻火解毒。

应用

1. 清热止血　本品入心，寒以清热，善治心火亢盛，血热妄行之妇科血证。如崩漏，月经过多，经期延长，癥瘕出血，经行吐衄等。多与黄芩、牡丹皮、生地黄、大黄等配伍。方如经验方清热固冲汤[28]、凉血地黄汤（《血证论》）、经验方清热活血方[29]等。

2. 清热燥湿　其大苦大寒，寒能清热，苦能燥湿，清中焦湿热为其所长，凡湿热内蕴均可使用。如湿热郁阻，升降失司之腹痛、呕吐、崩漏等舌红苔黄腻者，多与黄芩、半夏、枳实、白芍、蒲黄炭等配伍，如经验方半夏芩连枳实汤[21]、清利固冲汤[27]。治疗妊娠湿热泻痢，方如四苓芩芍汤合香连丸等。黄连对痢疾杆菌有较强的抗菌作用，是治泻痢要药。

病案举例　（刘云鹏先生医案）彭某，36岁，阴道出血35天不止而住院。诊时阴道出血时多时少，伴头昏，胸闷脘胀，恶心，口渴，腰腹不痛。舌黯红，苔黄厚腻，脉弦滑数。妇科检查、B超检查子宫及双附件未见异常。BBT单相。诊断：崩漏（无排卵型功血）。证属湿热中阻，冲任不固。治宜清热化湿，和胃固冲为法。方用芩连半夏枳实汤加减：黄连10g，黄芩10g，半夏10g，枳实10g，白芍15g，郁金10g，厚朴10g，蒲公英30g，蒲黄炭10g，姜炭3g，陈皮9g。5剂，每日1剂，水煎服。服上方3剂血止，胸闷脘胀消，呕恶除。药尽后妇检及B超复查，均未见异常而出院，以后月经恢复正常。

3. 泻火解毒　本品尤长于泻心火，清胃热，解热毒。温病热入心营及三焦热盛神昏谵语，高热烦躁之斑疹吐衄等证，多与犀角、生地黄、麦冬、丹参、大黄等配合，方如清营汤（《温病条辨》)。心火亢盛，肾水不足之经行前后、绝经期前后心烦失眠者，与黄芩、阿胶等配伍，方如黄连阿胶汤(《伤寒论》)。

本品还广泛用于湿热中阻之肝胆、脾胃之胃脘痛，胸痞，呕吐，胁痛，腹泻，痢疾等，以及目赤，牙痛，疮疡，湿疹等病证。

《景岳全书》载本品："味大苦，气大寒。味厚气薄，沉也，降也，降中微升，阴中微阳。专治诸火……平肝凉血，肃胃清肠、凉胆……善泻心脾实火。"

黄连多与黄芩配伍，相须为用，广泛用于内火、湿热所致之病证。妇科用之亦多，余师刘云鹏先生善用芩连于血热、湿热血证，经验方如半夏芩连枳实汤、清热固冲汤、清利固冲汤、清热活血汤以及凉血地黄汤；妊娠恶阻，郁证，经行癫狂之加味温胆汤；热毒闭经之解毒调经汤以及经行失眠，妊娠泻痢等，均以黄连、黄芩为君。然黄连大苦大寒，不宜大量、久用，易伤脾胃。

黄连可与吴茱萸炒制，使其寒而不滞，清肝胆热。用酒炒引药上行。止呕吐多用姜汁炒黄连，以增苦寒降逆之功。清热止血用生黄连，取其热清而血止之效。然于血热证不清泻火热，只止血，不异于"扬汤止沸"。

用量用法 3~6g。脾胃虚寒者忌用。

药理参考 黄连主要成分小檗碱、黄连碱，有广谱抗菌作用。对多种细菌有较强的抗菌作用；有抗急性炎症，抗心律失常，利胆，抑制胃酸分泌，抗腹泻，抗痢疾等作用。

黄柏　清实热虚火，调经治带下

黄柏，苦，寒。归肾、膀胱、大肠经。功能清热燥湿，泻火解毒，清退虚火。

应用

1. 清热燥湿　本品苦能燥湿，寒能清热，长于清下焦湿热。

（1）用治湿热带下，与车前子、茯苓、茵陈、牛膝等配伍，方如止带汤。

（2）妊娠产后痢疾，与秦皮、黄连、白头翁相配，方如白头翁加甘草阿胶汤（《金匮要略》）。

（3）妊娠黄疸，与栀子、茵陈相配，方如栀子柏皮汤（《伤寒论》）。

2. 调经止崩　黄柏苦寒清热，又入肾经。对血热兼肾阴虚之月经先期、量多不净、崩漏，有清热养阴，调经止崩之功。常与生地黄、熟地黄、牡丹皮、黄芩、续断配伍。方如清经散、保阴煎。

3. 清退虚火　黄柏主入肾经，善泻相火，退虚热。用治阴虚火旺之免疫性不孕，绝经前后诸症之潮热盗汗、腰膝酸软等。常与知母、熟地黄、山茱萸、牡丹皮、丹参、菟丝子、山药等配伍。如经验方消抗助孕汤[30]、知柏地黄汤等。

此外，本品尚用治湿热泻痢，黄疸，小便淋痛，足膝肿痛，疮疡肿毒，湿疹瘙痒，骨蒸劳热，盗汗，男子遗精，脚气等病证，并可研粉外敷患处。

黄柏清热燥湿常与黄芩相配；泻火解毒多与黄连相配伍；清相火每于知母配合；退虚热与地骨皮等相伍，相须为用，以增强疗效。

黄柏与黄芩、黄连皆为苦寒性味，均能清热燥湿，泻火解毒，三者皆清气分热，又清血热，具有调经止血功效。均可主治火热、湿热所致的温病、湿热、热毒、热迫血行之月经病，以及黄疸、痢疾、泄泻等。但黄芩上清肺火，其入脾胃、胆、大肠、小肠经，亦清中焦湿热，肝胆郁热，而且下能止血安胎。黄连苦寒最甚，清热燥湿，泻火解毒之功强于黄芩、黄柏，上入心长于泻心火，中能清泻中焦、脾胃、肝、胆之火与湿热，下清二肠、冲任之热。黄连与黄芩均清泻上中下三焦之火热。黄柏清热燥湿，泻火解毒之力逊于芩、连，以清下焦湿热见长，又能泻相火，退虚热，此三者之异同。

刘云鹏先生云：人皆知黄芩安胎，但无人提及黄连安胎。余谓黄连亦能安胎。盖富有之人，素嗜膏粱厚味，常饮补品药汤，多积热于脾胃，反侮肝木，下扰冲任、胞宫，以致胎漏、胎动不安。轻者黄芩即可，重者非黄连不能胜任。于相应方中加入黄连6g左右，多可见效，热清血止则胎安。

病案举例　吴某，30岁，妊娠5周余，阴道少量出血，伴口渴心烦，舌红苔黄，脉滑略数，嗜食辛辣饮食。诊为热扰冲任之胎漏，用安胎固冲汤为治：黄芩12g，阿胶12g，艾叶炭6g，生地黄10g，白芍10g，杜仲15g，菟丝子30g，苎麻根15g，甘草6g，岗稔根10g。5剂，煎服。药后复诊仍有出血，余证如上，查血HCG（人绒毛膜促性腺激素）及P（孕酮）稍低，B超提示宫内活胎。予上方去菟丝子，加黄连6g，3剂，服2剂血即止。嘱禁辛辣饮食、补品，再用初诊方3剂调理而愈。

用量用法　6~10g。清热燥湿，泻火解毒生用；清虚火用盐炒。

药理参考　黄柏与黄连有相似的抗菌谱与抗菌作用。对某些皮肤真菌，乙肝表面抗原也有抑制作用。有抗心律失常，降血压，降血糖，抗溃疡，镇静等作用。

龙胆草　泻肝火湿热，治带淋痒痛

龙胆草，性味苦，寒。归肝、胆、膀胱经。功能清热燥湿，

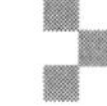

泻肝胆火。

应用

本品大苦大寒，寒以清热，苦降入下焦以燥湿，泻而无补，上泻肝胆实火，下清肝经湿热。凡头痛口苦，目赤耳聋，烦躁易怒，胁痛腹痛，小便不利，带下赤白，阴痒红肿，（相当于西医高血压，肝胆疾病，盆腔炎，经行、手术后尿路感染，宫颈炎，阴道炎，外阴炎等），常与柴胡、黄芩、栀子、泽泻等配伍，方如龙胆泻肝汤。

此外尚用于黄疸、男子阴囊肿痛、男性不育症等。《药品化义》谓："胆草专泻肝胆之火……凡属肝经热邪为患，用之神妙。"

药理研究提示龙胆草有健胃作用。余认为若属肝脾湿热中阻，苔黄腻不思食者，用胆草于相应方中，肝胆湿热清，即不乘脾，则可开胃进食。若无湿热困脾，用胆草之苦以健胃余所不取，反会碍胃，值得探究。

用量用法 3~6g，本品苦寒，不宜大量、长期服用，脾胃虚寒者忌用。胃气虚者，服之多呕；脾胃虚寒者，服之多泻。

药理参考 抗菌，对多种细菌、皮肤真菌有不同程度的抑制作用。有保肝、利胆、健胃、镇静、降压、利尿作用。还有调节免疫抑制抗体生成作用。

知母 性寒以清热，味苦不燥湿

知母，苦、甘，寒。归肺、胃、肾经。功能清热泻火，滋阴润燥。

应用

1. 月经病 用于肾阴虚，虚火损伤阴络，冲任失固之经间期出血，阴虚内热，血海燥涩之月经后期，量少，闭经等病证的治疗。常与生地黄、熟地黄、白芍、麦冬、地骨皮、女贞子、墨旱莲、阿胶等配伍，以滋阴清热，调经止血。方如加减一阴煎（《景岳全书》）。

2. 也用于治疗下述疾病：

（1）经行口糜，绝经前后诸证属阴虚火旺者，与熟地黄、山茱萸、山药、牡丹皮、黄柏等配伍，以滋阴降火。方如知柏地黄汤。绝经前后诸证肾阴肾阳俱虚证，与仙茅、仙灵脾、当归、黄柏等配伍，以阴阳双补。方如二仙汤（《中医妇科临床手册》）。

（2）用于治经行（包括妊娠）风疹块，皮疹瘙痒等之风热证，多与荆芥、防风、蝉蜕、当归、生地黄等配伍，以疏风清热，凉血止痒。方如消风散（《外科正宗》）。

（3）经行感冒咳嗽属肺热肺燥者，常加入银翘散、桑菊饮中以疏风清热，润燥止咳。

2. 带下病　用于治肾阴虚兼夹湿热邪气之带下量多证。方如知柏地黄汤加芡实、车前子、椿根皮、地肤子等，补肾滋阴、清利湿热以止带。

3. 孕产病

（1）用于治肾阴亏虚、气化不利之妊娠、产后小便淋痛证。用知柏地黄汤加入生地黄、麦冬、车前子、甘草梢等以滋阴降火，利水通淋。

（2）子嗽属阴虚燥热证，于百合固金汤加知母以滋阴清热，止咳安胎。

（3）用于妊娠糖尿病，常配入山药、黄芪、地黄、麦冬、玄参、山茱萸等以泻肺、胃、肾火，滋肺、胃、肾阴。方如六味地黄汤合玉液汤（《医学衷中参西录》）加减。

（4）知母配伍西洋参、石斛、麦冬、黄连、竹叶、西瓜翠衣

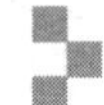

等，用治产后伤暑发热，气阴两伤证。方如《温热经纬》清暑益气汤，以清暑益气，养阴退热。

4. 杂病

（1）用于治慢性盆腔炎性包块之气虚血瘀化热证。与黄芪、党参、三棱、莪术、生鸡内金等相配，以益气清热，化瘀消癥。方如理冲汤（《医学衷中参西录》）。

（2）用于治脏躁、抑郁，常加入甘麦大枣合百合地黄汤中，以补中缓急，清心润肺。

（3）用于治抗精子抗体升高免疫性不孕之阴虚火旺证。与熟地黄、山茱萸、山药、黄芪、黄柏、红花、白花蛇舌草、枸杞子等配伍，以滋阴降火，抑抗助孕。如经验方消抗助孕汤[30]。

（4）知母与青蒿、鳖甲、生地黄、牡丹皮相配，用治热病后期，余热未清，邪伏阴分，或大病、久病、手术后、肿瘤放化疗后，阴虚发热，方如青蒿鳖甲汤。

此外，也较广泛地用于内科、儿科之外感、内伤杂证。如外感风热，痰热郁肺，阴虚肺燥之咳嗽；外感热病阳明经证，高热烦渴；胃火肾虚之口糜、牙痛；阴虚骨蒸劳热；消渴，热痹和肝血不足，虚热扰神之虚烦不寐，以及男性不育等。

知母性寒以清热泻火，但味苦不燥湿，此与黄芩、黄连、黄柏、龙胆草等寒以清热泻火，苦以燥湿，而易伤阴有别。以其味甘质润，苦甘合化以养阴，而无燥湿之功。其既能清泻肺、胃、肾火，又能滋肺、胃、肾阴。上述内科、儿科诸病证，多数属肺、胃、肾之实热虚火，故用之较多。

妇科经、带、孕、产、杂病，发病多在冲、任、带脉、胞宫，其本多在肾。因此知母于妇科疾病之用，多数在补肾养阴之同时，兼清虚热相火。虽非主药，但相辅相成，不可或缺。

余于气虚之证，用人参、黄芪等益气，如补中益气汤、归脾汤之类。同时，多辅以知母清润之，以防气盛生热。即使有热，亦可制之，若此气虚得复而不致热盛，有“少火生气”之妙。

用量用法 6~10g。煎服。脾阳虚合大便溏者慎用。

药理参考 动物实验知母浸膏有较持久的退热作用。对多种细菌、白色念珠菌、皮肤癣菌等有不同程度的抑制作用。所含知母聚糖有降血糖作用。可抑制大脑皮层的过度兴奋以消除烦躁，帮助入眠。知母皂苷有抗肿瘤作用。

大黄 解毒祛瘀止血、推陈致新第一药

大黄，苦，寒。归脾、胃、大肠、肝、心包经。功能通便导滞，泻火解毒，祛瘀止血。

应用

1. 泻火凉血 大黄可入血分，其性苦寒降沉，而又善泄上炎之火，以治血热妄行之经行吐衄等病证。常与黄连、黄芩、栀子配伍。方如泻心汤（《金匮要略》）、清肝引经汤加大黄以泄热引经。

2. 祛瘀解毒 用于治湿热毒邪与瘀相结之盆腔炎，常与牡丹皮、芒硝、桃仁、柴胡、赤芍配伍。方如大黄牡丹皮汤、大柴胡汤等。

病案举例 患者刘某，47岁，下腹疼痛7天，开始伴有发热，用抗生素静脉点滴7天，发热退，但仍腹痛。诊时腹痛拒按，腰不能伸，口苦而渴，大便3日未行。舌黯红，苔灰黄腻，脉沉弦数。妇科检查：阴道内有黄色分泌物，气臭，宫颈中糜，抬举痛，子宫后位，稍大，不活动，触痛明显，右附件增厚，触痛明显，左

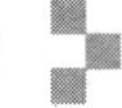

附件（–）。诊断为急性盆腔炎。证属湿热邪毒，瘀结下焦。用大黄牡丹汤加味：大黄10g，玄明粉（冲服）10g，牡丹皮10g，桃仁10g，冬瓜仁15g，金银花25g，薏苡仁15g，连翘25g，败酱草25g，紫花地丁15g，延胡索15g。3剂，每日1剂，水煎服。

二诊：药后大便日2~3次，腹痛大减，腰已能伸直行走。口苦口渴好转。舌脉如上。守方去玄明粉，7剂。

三诊：药服完后，腹痛已不明显，精神转佳。妇科检查：子宫触痛（+），右附件略增厚，触痛（±）。改当归芍药散加味，10剂，水煎服，每日1剂。数月后来诊其他疾病，告曰腹痛一直未作。

3. 活血调经　本品又可入血分而泄热祛瘀，活血调经。凡属瘀热相结之闭经、痛经、月经量少、经期延长、崩漏等病证均可用之。治闭经、痛经、月经量少等，常与桃仁、桂枝、芒硝、当归、红花等配伍。方如桃核承气汤，或血府逐瘀汤加之。由寒、热、虚、瘀所致的月经量多、经期延长、崩漏、恶露不绝以及癥瘕出血等，常与蒲黄、益母草、三七、茜草、当归、阿胶、黄芩等配伍。寒证兼瘀如益母生化汤；热证兼瘀如经验方清热固冲汤；虚证兼瘀如将军斩关汤；瘀血内阻，血不循经如经验方加味桃红四物汤等。本品止血不留瘀，如《本草正义》所云："迅速善走，直达下焦，深入血分，无坚不破。"

病案举例　白某，32岁，半年来月经10~15天或20天方净。3月前行宫腔镜检查，病检提示"子宫内膜息肉样变"，术后用西药2月，经量减少，经期仍10天以上。诊时经潮第3天，量多色黯，腹痛，口渴心烦，大便干结。舌红，苔黄，脉弦数。诊为月经过多，经期延长（子宫内膜息肉？）。证属血热夹瘀，冲任失固。治宜清热凉血，化瘀调经。方用清热固冲汤加味：大黄6g，黄连10g，黄芩10g，生地炭10g，白芍12g，蒲黄炭10g，牡丹皮10g，益母草30g，茜草炭10g，乌贼骨15g。7剂，水煎服，1日1剂。

二诊：药后月经8天净，余证已不明显，舌红，苔黄，脉弦。妇科检查：子宫后位，常大，欠活动，压痛（+），双附件（-）。改用芩连四物汤加味：生地黄10g，赤芍15g，当归10g，川芎10g，黄连6g，黄芩10g，牡丹皮10g，丹参15g，蒲黄10g，五灵脂12g，蒲公英20g。10剂。

三诊：月经来潮3天，量中，轻腹痛，口渴，舌红，苔黄，脉弦数。守一诊方，以大黄炭易大黄。5剂。月经7天净，余无不适。妇科检查：子宫压痛（-）。此后月经复常。

大黄是苦寒泻下要药。苦降下行，寒以清热，荡涤肠胃，推陈致新，为其主要功用。凡实热积滞胃肠，大便不通，腹痛胀满等均可用之以通便导滞泄热。与芒硝、枳实、厚朴配伍，方如三承气汤（《伤寒论》），治阳明腑实证；大黄配人参、当归等治里实热结、气血亏虚证；配生地黄、玄参、麦冬等以治温病热结伤阴证；配附子、干姜等以治阳虚冷秘等。

妇科虽少有阳明腑实之证，余仍然常用大黄，诚信其通泻荡涤，推陈致新之功用。每于炎症、热证、痛证、血证、经闭血滞、癥瘕、郁证及前行如狂等，均辨证用之，如上列诸方。大便秘结者当用，无便结者在辨证相应方中亦可用之，意不在通泻大便，而是泻热活血，调经止血止痛。

一般而言，大黄为妊娠慎用药。然热毒壅盛，腑实不通者，亦须用之。热毒泄则可血止胎安，“有故无殒亦无殒也”。

病案举例　患者李某，33岁，双输卵管阻塞而行IVF-ET（体外受精－胚胎移植）成功，但B超发现宫内双胞胎合并双侧输卵管内异位妊娠，行腹腔镜双侧输卵管开窗取胚术。术后B超复查，宫内仅一胎存活。发热，体温39℃，用抗生素后热退。请余会诊

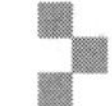

时阴道出血较多，气臭，口苦口臭，心烦不安，便结尿黄。舌黯红，苔黄厚，脉滑数。诊为毒热壅结，胎动不安。处以黄连解毒汤加味，以泻热解毒，止血安胎：大黄 6g，黄连 10g，黄芩 10g，生地黄炭 12g，当归 10g，白芍 12g，金银花 30g，玄参 15g，生甘草 6g。3 剂，水煎，每日 1 剂。

二诊：大便已通，1 日 1 行，出血明显减少，血臭、口臭已除，余症均减，舌黯红，苔黄，脉滑。改用芩连四物汤加苎麻根 15 g，金银花 30 g，生甘草 6g。6 剂，继续清热解毒，止血安胎。

三诊：药后阴道血止，余症已不明显，舌红，苔薄黄，脉滑。B 超检查，胎儿已见心管搏动，孕囊右侧见一 10mm×18mm 混合光团。守二诊方去黄连，6 剂，继续清热，养血活血，安胎。此后妊娠正常。

本品尚广泛用于目赤，咽喉、牙龈肿痛，口舌糜烂，痢疾，肠痈，肝胆疾病，黄疸，热淋，癫痫狂证，疮疡痒疹，烧伤烫伤以及高血压，高血脂，尿毒症等多种疾病。单用或加于相应方中使用，也可外用。

刘云鹏先生谓：胃肠积滞，湿热热毒壅结，瘀血阻滞等，实属壅结积滞为害。其基本治法，荡涤瘀滞，推陈致新，有将军之称的大黄堪当重任。俾泻下荡涤，陈积瘀滞可去，火泻、热清、毒解、血凉、瘀散，则上下内外诸病邪无以为害，或者还可延缓衰老。正如《神农本草经》所言：“大黄味苦寒，主下瘀血，血闭寒热，破癥瘕积聚，留饮宿食，荡涤胃肠，推陈致新，通利水谷，调中饮食，安和五脏。”

用法用量 6~10g。华南地区 6g 即可，中原及北方 10~12g。癫狂者可用 15~30g 和白萝卜服用，往往泻下后即较安静，再辨证施治。泻热通便宜生用；活血祛瘀止痛宜用酒制；止血宜用炭。

生大黄泡水服泻下较快，煎服亦须后下，久煎则泻下之力减。

大黄与芒硝配合，泻下力增。若须急泻去实，则二者合用，如急性盆腔炎，阑尾炎等。病减痛轻，则去芒硝，大黄可减量继续使用，一般不会腹泻不停。

大黄功效虽多，然脾胃虚寒者及孕妇慎用，哺乳期忌用。

药理参考 大黄能增加肠蠕动，抑制肠内水分吸收，促进排便、排毒。有抗感染作用，能抑制多种革兰氏阳性和阴性细菌。有很好的止血作用，有利胆、降压、降血清胆固醇、降低尿素氮、促进尿素和肌酐排泄等作用。

土茯苓 解毒除湿，带下、阴肿妙药

土茯苓，甘、淡，平。归肝、胃经。具有清热解毒、除湿之功。

应用

1. 解毒利湿 本品甘淡渗湿，又具解毒之功。用于带下赤白如脓、秽臭，阴肿阴痒，小便淋痛等。常与黄柏、栀子、龙胆草、车前子、金银花、连翘、甘草等配伍。如于龙胆泻肝汤、止带汤、八正散中加本品。

2. 清热解毒 土茯苓为治疗梅毒要药，对梅毒或因梅毒服轻粉等汞剂中毒而致肢体拘挛，筋骨疼痛者有佳效。可单用煎水服，也常与金银花、甘草、薏苡仁、木瓜等配伍。方如搜风解毒汤(《本草纲目》)。此外，还用治痈疮湿疹等。

《本草正义》："土茯苓，利湿去热，能入络，搜剔湿热之蕴毒。其解水银、轻粉毒者……故专治杨梅毒疮。"

本品性味虽然甘淡，也略偏凉而清热，更长于解毒。临床对性传播疾病（支原体、衣原体、滴虫、霉菌、细菌）引起的阴道

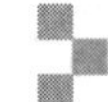

炎、尿道炎属湿热毒邪者，于辨证方加用土茯苓30g，可增解毒利湿之效。粤人常用本品煲汤以清热除湿。

用量用法 15~30g。阴虚者慎服，服药时忌茶。

药理参考 抗菌谱较广，对多种球菌、杆菌有抑制作用。有利湿、利尿、镇痛作用。有抗癌作用。对细胞免疫有抑制作用，具有抗炎、抗真菌作用。能缓解汞中毒、拮抗棉酚毒性。

金银花 败毒之药，未有过于金银花者

金银花，甘，寒。归肺、心、胃经。功能清热解毒，疏散风热。

应用

1. 清热解毒

（1）如急、慢性盆腔炎等，常与连翘、蒲公英、甘草、丹参、桃仁等配伍，如经验方炎痛消[32]。或加入大柴胡汤、大黄牡丹皮汤中为治。

（2）妇人感染性疾病，如热入心营见发热、神昏谵语等，与生地黄、玄参、丹参、连翘、麦冬、黄连等配伍。方如清营汤以透热达表。

（3）妇女前庭大腺脓肿，乳痈等，常与皂角刺、穿山甲、白芷、贝母、连翘、黄连等配伍。方如仙方活命饮等，以解毒消痈排脓。

（4）经期、妊娠手术后，小便淋痛，常与当归、白芍、茯苓、车前子配合。如加入五淋散中应用，以解毒通淋。

（5）青年女性经行痤疮，多与益母草、生地黄、当归、丹参、连翘等配伍。如经验方调经净面饮[33]，有调经、解毒、平疮之功。

（6）产伤感染，红肿疼痛，常配伍连翘、生甘草等。方如银

花解毒汤、五味消毒饮以清热解毒。

（7）用于性传播疾病，如梅毒，淋病，支原体、衣原体性阴道炎，尿道炎，滴虫、霉菌、细菌性阴道炎之带下、阴痒、小便不利等。常与连翘、土茯苓、甘草、败酱草、黄柏等配伍，方如银甲丸、龙胆泻肝汤加减等，以清热解毒。

（8）妊娠、产后腹泻，痢病，常与黄连、黄芩、白头翁、木香等配伍。如加入白头翁汤、四苓芩芍汤中应用，以解毒止泻止痢。

2. 疏散风热　用治妇女经期、妊娠、产后感冒发热，常与连翘、薄荷、竹叶、牛蒡子、黄芩、板蓝根配伍。方如银翘散，以疏风解热。

本品性味甘寒，有较强的清热解毒作用，为治一切内外痈毒要药。因而常用于治急性盆腔炎以及乳痈、前庭大腺囊肿等病证。刘云鹏先生云：其芳香轻扬疏散，有清解风热，透热达表作用，故感冒风热，温病初期，大头天行，发热头痛，咽喉肿痛等均须用之。《本草纲目》谓之可祛“一切风湿气，及诸肿毒，痈疽，疥癣，杨梅诸恶疮，散热解毒”。

用量用法　10~30g。脾胃虚寒，疮疡脓清稀者忌用。

药理参考　本品具有广谱抗菌作用，对多种细菌及流感病毒、霉菌等亦有抑制作用，有明显的抗炎及解热作用。

连翘　疏散风热，清心散结，疮家之圣药

连翘，苦，微寒。归肺、心、小肠经。性味功用与主治病证及禁忌药理与金银花大致相同。既能清热解毒，又可疏风散热，二者常配伍，相须为用。然二者又各有不同，金银花优于解毒，疏散表热，为治风热要药，并能凉血止痢；连翘清心之力较强，

并长于消痈疮，散结肿，又有通降利尿之功，以治热淋。二者配伍，善于治内外痈毒，为疮家之要药。

本品长于清热解毒，消疮。常用于治经行面部、胸背部痤疮。与金银花、益母草、丹参、生地黄、当归等配伍，如经验方调经净面饮[33]。《珍珠囊》云："连翘之用有三，泻心经客热，一也；去上焦诸热，二也；为疮家圣药，三也。"

病案举例　王姓女，25岁，每于经前面部、胸背部较多疮痘，并有部分化脓，不愿见人。月经提前5天，量少，舌红苔黄，脉弦。处以调经净面饮加减以清热解毒，调经消疮：金银花20g，连翘20g，益母草15g，生地黄10g，白芍10g，川芎10g，当归10g，丹参15g，香附12g，生甘草6g。6剂即效。嘱下次经前再服7剂，疮痘明显减少，继续用药7剂，痤疮渐愈。

用量　10~15g。

蒲公英　清热解毒，治乳痈腹痛，"通淋妙品"

蒲公英，苦、甘，寒。归肝、胃经。具有清热解毒，消肿利湿之功。

应用

1. 乳痈阴疮　本品既能清热解毒，又可降泄气滞，并能疏郁散结，善于通乳，为治乳痈佳品。又为治阴疮（前庭大腺脓肿）、肠痈之要药，于此类病，常与金银花、连翘、穿山甲等配伍。方如五味消毒饮，及加入仙方活命饮中应用，也可单用鲜品捣汁内服，药渣敷患处有良效。

2. 盆腔炎　用于盆腔炎之腹痛等，与大黄、金银花、败酱草、桃仁、红藤等配伍。如经验方炎痛消[32]，以清热解毒、消肿止痛。

3. 湿热淋证　本品有清热，利水通淋之功，用于经期、妊娠、产后小便淋痛（泌尿系炎症），常与鱼腥草、白茅根、车前子、茯苓、当归、白芍等配伍，如加入五淋散中应用。

蒲公英入肝，能清肝胆火，疏肝胆郁。凡肝胆疾病、胁肋胀痛者，均可于相应方中加之，如大小柴胡汤、丹栀逍遥散等。再则用于治肝热乘胃之胃脘热痛（幽门螺杆菌胃炎，胃溃疡），加入相应方中，有清热定痛之效。此外，还用治内外热毒疔疮，肺痈咳吐脓血以及咽喉肿痛，热淋，黄疸等病证。

本品为清热解毒，消肿散结，利水通淋之要药。如《本草备要》所云："专治痈肿，疔毒，亦为通淋妙品。"

用量用法　10~20g。阴疽、脾胃虚寒者忌用。

药理参考　对金黄色葡萄球菌等多种细菌有较强的抑制作用。有抗胃溃疡作用。有利胆、保肝、抗内毒素及利尿作用。

白花蛇舌草　清热解毒，利湿止痛

白花蛇舌草，微苦、甘，寒。归胃、大肠、小肠经。具有较强的清热解毒，利湿止痛之功。主治内外痈疮肿毒，湿热淋证。常用于盆腔炎、阑尾炎、泌尿道炎症等，方药见蒲公英篇。本品又善于用治毒蛇咬伤，多种癌肿，可单用鲜品捣汁内服，药渣外敷患处。

本品与蒲公英均有清热解毒，消痈利湿之功，以治内外热毒疮痈、盆腔炎、阑尾炎、泌尿道炎症等疾病。然蒲公英入肝胃经，长于消肿散结，为治乳痈佳药，并治胃病；白花蛇舌草入胃、二肠经，偏于解毒镇痛，为治蛇伤、癌肿妙品。此为二者之异同。

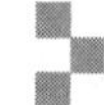

用量用法　15~30g。禁忌与蒲公英同。

药理参考　有抗菌抗炎作用，对兔实验性阑尾炎的治疗效果显著，可使体温及白细胞下降，炎症吸收。对有些癌细胞有抑制作用。有镇痛、镇静、催眠作用。有保肝和胆作用。

败酱草　集清降散于一身，治腹痛、带下、肠痈要药

败酱草，辛、苦，微寒。归大肠、肝、胃经。功能清热解毒，消肿排脓，祛瘀止痛。

应用

1. 解毒止痛　本品苦寒清降之中，又有辛散之性。既能清热解毒，又长消痈排脓，并有活血止痛之功。常用以治盆腔炎、附件炎性包块、盆腔脓肿。常与金银花、连翘、红藤、柴胡、丹参、赤芍、蒲黄、冬瓜仁、桃仁等配伍，如经验方炎痛消[32]、柴枳败酱汤[8]等方。

病案举例（刘云鹏先生医案）胡某，30岁，患慢性盆腔炎1年，并有胆囊炎史，月经常提前1周左右，量多，7~8天净，经期腹痛明显，诊时经行8天未净。2天前开始发热伴腹痛，以急性盆腔炎收住院。诊时体温39℃，呈往来寒热，口苦欲呕，小腹疼痛拒按，大便2日未行，经血未净。舌红苔黄腻，脉弦数。入院时查血常规：WBC12.0×10^9/L，N86％。妇科检查：阴道内见少量血污，宫颈轻糜，子宫后位，稍大，压痛（++)，附件右侧增厚，触痛（+)，左侧（－)。诊断为急性盆腔炎，证属感染邪毒，少阳阳明合病。治应清热解毒，和解通腑。方用大柴胡汤加味：柴胡12g，黄芩12g，法半夏10g，白芍15g，生大黄10g，败酱草20g，红藤20g，金银花15g，连翘15g，延胡索15g，川楝子

12g。3剂，水煎服，1日1剂。

二诊：药后寒热退，体温36.3℃，大便日行3次，口苦、呕恶除，但仍腹痛，月经已净。舌红苔黄，脉弦数。改用炎痛消方加减以清热解毒，活血化瘀。方药：败酱草20g，红藤20g，金银花15g，连翘15g，丹参20g，赤芍15g，桃仁10g，冬瓜仁15g，延胡索15g，川楝子10g，椿根皮15g，甘草6g。7剂。

三诊：腹痛明显减轻，大便一日一次，舌脉如上，复查血常规恢复正常。守二诊15剂后，妇检未见明显异常，出院。

2. 消痈排脓　本品又善于行胃肠瘀滞，而治内痈，尤以肠痈为所长。凡肠痈之脓已成或脓未成，均为必用之品。可配伍金银花、红藤、薏苡仁、附子、桃仁等。方如薏苡附子败酱散，或加入大黄牡丹皮汤中为治，均为《金匮要略》方。

3. 清热止带　以其清热解毒之功，亦常用于下焦湿热毒邪，损伤任带之赤白带下，淋病，支原体感染、衣原体感染、滴虫性、霉菌性以及细菌性阴道炎。多与茯苓、泽泻、黄柏、金银花、地肤子、椿根皮等配伍。方如银甲丸、止带汤加本品或墓头回。

还可用于治肺痈咳吐脓血，疮毒痈肿。或单用鲜品捣汁内服，药渣外敷患处。

刘云鹏先生云：败酱草集清、降、散于一身，清则热去毒解，降则肿消脓排，散则瘀化结散，如是则诸恙可愈。

用量用法　10~20g。禁忌同蒲公英。

药理参考　与蒲公英大致相同，并有抗肝炎病毒，改善肝功能，促进肝细胞再生，能降酶，防止肝细胞变性。有抗肿瘤作用。

附：墓头回　墓头回为败酱科植物异叶败酱及糙叶败酱的根。味辛、苦，性微寒。功效应用与败酱草相近，兼有止血、止带之功效。多用于治疗崩漏下血，经期延长，赤白带下等证属血

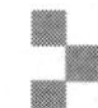

热者，是妇科常用药物。用量与禁忌同败酱草。

红藤 功用同败酱草，并治痹痛

红藤，又名大血藤。性味苦，平。归大肠、肝经。

本品功效及主治疾病与败酱草大致相同。亦为治肠痈、热毒疮疡要药。常与败酱草、白花蛇舌草配伍，相须为用。并可用治风湿骨痛，跌打损伤等。

本品与白花蛇舌草均属苦寒之性，共具清热解毒、利湿通淋之功，可用治外内痈疮、肿毒、盆腔炎、热淋。然红藤以治内痈（肠痈、肺痈）见长，并能活血止痛；白花蛇舌草并治蛇伤、癌肿，此为二者同中之异。

用量用法 15~20g。孕妇慎服。

药理参考 抗菌谱及作用与蒲公英大致相同。并能扩张冠状动脉，增加冠脉血流量，抑制血栓形成。

椿皮 清湿热，止崩更善于止带

椿皮，苦、涩，寒。归大肠、肝经。功能清热燥湿，收敛止带，止血止泻。

应用

1. 清热燥湿 本品味苦可燥湿，性寒以清热，并有收敛之功，为止带之常用要药。用于治疗湿热下注，任带失约之赤白带下证。常与栀子、黄柏、茯苓、泽泻、牡丹皮、车前子配伍，方如经验方炎痛消[32]。也常加入止带汤以增强清热、燥湿、止带之功效。也可煎汤外洗，坐浴，阴道冲洗等。

2. 凉血止崩　本品入肝经血分，能凉血，收敛止血。用于治血热崩漏，月经过多，经期延长等。与黄柏、黄芩、白芍、龟甲、香附同用，方如固经丸（《医学入门》）。此外，还用于治痔漏便血，久泻久痢，蛔虫腹痛等。外洗治疥癣瘙痒。

椿皮为妇科常用药物，因有清热燥湿，收敛止带之功，故为治湿热带下常用之药。包括滴虫、霉菌、细菌性阴道炎，支原体、衣原体感染所致宫颈炎、阴道炎。其又具清热凉血，收敛之性，亦用于血热崩漏等出血性月经失调、量多者。既可清热凉血、止血海之沸以澄源，又能收敛、固涩冲任而塞流。如《食疗本草》所云，本药可治“女子血崩及产后血不止，月信来多，亦止带下”。

椿皮与马齿苋同具清热凉血，收敛止血之功，均可治血热崩漏等血证。然椿皮可燥湿，更长于治湿热之赤白带下证；马齿苋能解毒，则善于止热毒痢疾。此为二者之异同。

用量用法　6~10g。煎服。脾胃虚寒者慎用。

药理参考　椿皮有抗菌，抗原虫作用。对福氏、宋氏痢疾杆菌和大肠杆菌有抑制作用。对阿米巴原虫有强烈的抑制作用。有抗肿瘤作用。

马齿苋　凉血，止崩更长于治痢

马齿苋，酸，寒。归肝、脾、大肠经，可入胞宫。有凉血活血，清热解毒之功。

应用

本品入肝经血分，性寒，具清热凉血之功，味酸有收敛止血之效，故在妇科用治冲任血热之崩漏、肿瘤出血、赤白带下等，

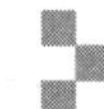

可单味鲜品捣汁服。

通常多用治痢疾，因本品之性滑利，可入大肠，解毒凉血，故治痢疾有佳效，还可用治便血，血尿，热毒痈肿，疮疡丹毒，痱子，湿疹，皮肤瘙痒等。可单用或配入清热解毒方中使用，亦可捣泥外敷、煎水外洗患处等。单用鲜品或干品，煎服即可。

本品民间多用以治痢疾。然而治疗功能性子宫出血，子宫内膜炎出血，盆腔炎，肿瘤出血属血热妄行者亦有良效。药理实验证明其对动物子宫有明显收缩作用。2mL 马齿苋注射液（相当于 6~12g 生药）对子宫的收缩作用比 0.2mg 麦角新碱强；4~6mL 注射液则与 10U 垂体后叶素相当。刘云鹏先生在抗战时期，避难农村，每见农妇崩漏、月经过多，或痢疾者，均嘱其用鲜马齿苋 2~3 天，多效。

马齿苋与蒲公英、白花蛇舌草、败酱草、红藤均具清热解毒除湿功效，可治内、外痈疡疮毒。然马齿苋入血分，凉血止血，可治崩漏等出血，能收缩子宫以止血。并可治尿血，便血，赤白带下，而治痢疾功效较强。此是与前四味不同之处。

马齿苋与黄连均能清热解毒，燥湿止血，止泻痢。然前者酸寒入肝入血，能凉血止血，可单用、生用，民间可就地取材，清热解毒力逊于黄连；黄连味苦寒，入心、肝等经，清热解毒、泻火燥湿力强，虽味苦，仍为常用之品。

用量用法 干品 10~15g，鲜品 30~60g。脾胃虚寒，滑泻者忌服。

药理参考 对痢疾杆菌有显著的抑制作用，对大肠杆菌、伤寒杆菌、金黄色葡萄球菌均有抑制作用。对子宫平滑肌有明显兴奋作用。

生地黄　清热滋阴，调经止血良药

生地黄，甘、苦，寒。归心、肝、肾经。功能清热凉血，滋阴止血。

应用

1. 调经止崩　崩漏，月经先、后不定期，月经过多，经行吐衄等属血热者，均须生地黄以清热凉血，调经止崩。多与牡丹皮、黄连、大黄、白芍、阿胶、益母草等配伍，代表方如两地汤、保阴煎、胶艾汤、凉血地黄汤等，及经验方如健脾固冲汤[47]、清热固冲汤[28]、调补肝肾方[40]等。

2. 滋阴润燥　本品甘寒质润，入肝、肾经，滋阴降火润燥，用治热病后期和妇女肿瘤手术后放、化疗后阴津耗伤之烦渴多饮、口舌糜烂、恶心纳少、大便干结等证。多与麦冬、沙参、石斛、玄参配伍。方如益胃汤、增液汤、麦门冬汤。

3. 止血安胎　用于胎漏、胎动不安。属阴虚血热者，与黄芩、黄柏、熟地黄、山药、白芍、墨旱莲等配伍，方如保阴煎；属肝肾不足者，与熟地黄、阿胶、艾叶炭、白芍、菟丝子、山茱萸、苎麻根等配伍，如经验方安胎固冲汤[25]；属肝郁化热者，与柴胡、当归炭、白芍、栀子、牡丹皮、苎麻根等配伍，如经验方安胎逍遥饮[34]；若肾虚血热、血瘀之免疫性流产，常与熟地黄、山茱萸、山药、菟丝子、续断、桑寄生、阿胶、黄芩、当归、黄芪等配伍，如经验方消抗固胎汤[11]。

还常用于治温病热入营血之壮热、神昏谵语、舌绛者。多配玄参、丹参、连翘、麦冬、黄连等，方如清营汤；热入血分动血之吐、衄、便血发斑等，多配犀角、牡丹皮、芍药，如犀角地黄

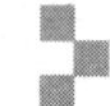

汤；以及阴虚内热、血热之发热、口干咽痛、消渴、大便秘结等病证。

刘云鹏先生云：本品苦寒清热，甘寒养阴，入营血分以清热凉血。广泛用于妇科经、带、胎、产、杂病，凡血热、阴虚者多用之，于血证多生地黄与生地黄炭同用，以滋阴凉血止血，诚调经止血之良药。除上述调经止崩中诸病证外，如治闭经之加减一阴煎，痛经之血府逐瘀汤，绝经前后诸症用天王补心丹，治带下之龙胆泻肝汤，急性盆腔炎失治误治，内入营血之清营汤、犀角地黄汤。妇女疾病中用生地黄之方不胜枚举。如《本草逢原》所云："干地黄，内专凉血滋阴，外润皮肤荣泽，病人虚而有热者宜加用之。"鲜地黄苦重于甘，清热凉血力优；干地黄甘重于苦，滋阴养血力强；炒炭止血作用增强。

用量用法 10~15g，鲜生地黄加倍。脾虚湿滞，腹泻便溏者忌用。

药理参考 有强心、利尿、降压、镇静、抗过敏作用。能促使血液凝固，有止血作用。还有提高免疫功能作用。

玄参 清热泻火，滋阴凉血之妙品

玄参，甘、苦、咸，寒。归肺、胃、肾经。功能清热凉血，泻火解毒，滋阴散结。

应用

1. 调经止血 本品苦寒以清热凉血，甘寒、咸寒以入肾滋阴。常用于血热阴虚之月经先期，月经量少，经间期出血，崩漏，胎动不安，胎漏下血，恶露量多等。多与生地黄、阿胶、熟地黄、麦冬、山茱萸、牡丹皮等配伍。方如两地汤、清海丸（《傅青主女科》）、上下相资汤（《石室秘录》），或保阴煎中加之。

2. 养阴通便　妊娠便秘，常配当归、生首乌、生地黄等。方如增液汤等。

3. 清热散结　本品苦寒清热解毒，咸寒软坚散结。对妇女痰火郁结之乳癖，可与牡蛎、浙贝母、夏枯草、瓜蒌、柴胡、白芍配伍。方如消瘰丸（《医学心悟》）、经验方疏肝散结汤[23]，坚持服用，多能获效。

4. 解毒活血　本品既能清热泻火，又可凉血解毒，并有滋阴之功。

（1）用于治妊娠、经期温毒上攻之大头瘟，赤目肿痛，咽喉肿痛等。常配黄连、黄芩、板蓝根、连翘、金银花等，方如普济消毒饮。

（2）妇女温病热入营血，身热夜甚，心烦口渴，神昏谵语，发斑，舌红绛，脉数等。常配生地黄、石膏、知母、丹参、连翘、麦冬、黄连等，如《温病条辨》之清营汤、清宫汤、化斑汤等方。

（3）热病伤阴，口干便秘者，常配生地黄、麦冬、沙参、石斛等，方如增液汤。

玄参集多功效于一身，苦寒上能泻火解毒，软坚散结；甘寒中可滋养胃阴；咸寒下善滋肾阴，壮水制火。诚为清热解毒，滋阴降火妙品。不论上、中、下焦，实热、虚火，多宜于相应方中加入此味，确能增强效果。

生地黄与玄参均有清热凉血、养阴增液的作用。于热入营血，阴虚内热，妇科血证，常相须为用。但生地黄清热凉血较优；玄参泻火解毒较强，并能软坚散结。此是二者之异同。

用量用法　10~15g。脾虚有湿，食少便溏者忌用。反藜芦。

药理参考　有抗炎、降温、解毒作用。有强心、扩张血管、

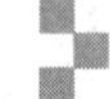

降血压、镇静以及调节免疫作用。

赤芍 清热凉血，祛瘀止痛见长

赤芍，辛、苦，微寒。归肝经，可入胞宫。有清热凉血，祛瘀止痛之功。

应用

本品入肝经血分，辛散瘀滞，寒清血热，苦以降泄，有活血祛瘀止痛之功。多用于治妇科痛证，如痛经、闭经、癥瘕、盆腔炎、盆腔粘连、异位妊娠等腹痛，产后腹痛，以及肝郁血滞之胁痛、乳痛等病证。常与柴胡、当归、桃仁、红花、延胡索、香附等配伍。方如血府逐瘀汤，桂枝茯苓丸，经验方炎痛消[32]，柴己合方[35]，异位妊娠甲[7]、乙方[36]等。

此外，赤芍长于清肝泄热，凉血。也用于温病热入血分之动血，吐、衄、斑疹，目赤肿痛，痈肿疮疡以及跌打损伤等。

用量用法 6~12g。血热无瘀，血寒经闭，孕妇忌用。反藜芦。

药理参考 赤芍能扩张冠状动脉，增加冠脉流量。有抗血小板聚集、抗血栓形成、降胆固醇作用，能抑制子宫平滑肌、胃肠痉挛。有显著的镇痛、镇静、抗惊厥和解热作用。有保心、保肝、调节免疫作用。有抗炎作用，抗菌谱与牡丹皮相似。

牡丹皮 清热凉血，活血止血为功

牡丹皮，辛、苦，微寒。归心、肝、肾经。功能清热凉血，活血祛瘀。

应用

1. 凉血调经　本品苦寒，入心、肝血分，善清血热，系妇科常用之药。血热血滞之月经不调，如月经先期、月经量多、经期延长、崩漏以及妊娠、产后、杂病等出血证均可用之。常与生地黄、栀子、白芍、柴胡、大黄等配伍，方如清经散、平肝开郁止血汤、经验方安胎逍遥饮[34]等。

2. 祛瘀止痛　本品能活血祛瘀以止痛，用于治痛经，癥瘕，盆腔炎等。与桃仁、红花、大黄、生地黄、延胡索、蒲黄、五灵脂配伍。方如膈下逐瘀汤、温经汤、大黄牡丹汤、桂枝茯苓丸等。

3. 清热止血　本品入心、肝经，清血热。治心肝火热动血之经行吐衄，常与黄连、黄芩、生地黄、栀子、白芍等配伍，方如清肝引经汤。又入肾经，清虚火，治阴虚内火、下扰冲任之经期延长、经间期出血、崩漏等，配伍生地黄、白芍、地骨皮、黄柏、阿胶等，如经验方养阴固冲汤[37]。

4. 滋阴清热　阴虚，阴虚火旺之月经不调，带下量少，免疫性不孕等，常与熟地黄、山茱萸、山药、茯苓等配伍，方如左归丸加之、知柏地黄汤和经验方消抗地黄汤[38]等。妇女阴虚之体，或温病后期，手术后，或肿瘤化、放疗后所致之热伏阴分，阴虚发热，暮热早凉，热退无汗，舌红少苔，脉细数等，常与青蒿、鳖甲、生地黄等合用，方如青蒿鳖甲汤以滋阴退热。

此外，本品善清血热，也用于温病热入营血，迫血妄行之吐、衄、发斑，和阴虚发热，无汗骨蒸。并可用于跌打损伤，疮疡和肠痈等。

《本草汇言》云：“牡丹皮，清心，养肾，和肝，利包络，并治四经血分伏火，血中气药也……盖其气香，香可利气而行血；其味苦，苦可以下气而止血；其性凉，凉可以和血而生血；其味

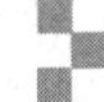

又辛，辛可以推陈血而致新血也。”

赤芍与牡丹皮性味相近，同入肝经，均能清血分实热，有凉血、清热、祛瘀、止痛之功，二者常配伍使用。然而赤芍活血祛瘀力胜，长于祛瘀止痛；牡丹皮清热凉血为优，还能治阴虚发热。此为二者之异同。

用量用法　6~12g。血虚无热之月经过多者及孕妇慎用。然确为肝郁血热之胎漏下血者，配伍合适，有效无害。

药理参考　有解热，镇痛，降压，扩张血管，抗血小板凝集作用。有抑菌抗炎作用。能促使动物子宫出血。

青蒿　清肝胆，长于透阴分伏热

青蒿，苦、辛，寒。归肝、胆经。具有清透虚热，凉血除蒸之功。

应用

1. 退热　本品苦寒清热，辛香透散，长于清透阴分伏热，用于治妇女温热病后期，余热未清，邪伏阴分，和妇科肿瘤手术后化、放疗伤阴劫液所致之夜热早凉，热退无汗，或低热不退。常与鳖甲、生地黄、牡丹皮等配伍，方如青蒿鳖甲汤。《本草新编》云：“青蒿，专解骨蒸劳热，尤能泄暑热之火，泄火热而不耗气血，用之以佐气血之药，大建其功。”

病案举例　一子宫癌全宫切除患者，化疗2次后出现低热不退，夜热早凉，热退无汗，舌红，苔少而干，脉细数虚。即处以青蒿鳖甲汤加麦冬、玄参，3剂热退。再加西洋参、五味子、地骨皮6剂，住院期间未再发热。

2. 调经　青蒿入肝经血分，有清透郁热、凉血之功，用于热郁冲任兼阴虚之月经先期、量多，或崩漏等。常与牡丹皮、地骨皮、熟地黄、白芍、黄柏等配伍，方如清经散。

40年前在一次学术会上，一老中医介绍用锑剂治疗血吸虫病后，多有低热不退，且暮热早凉者，用青蒿鳖甲汤数剂而见热退。后来见余师刘云鹏先生对内伤低热不退属阴虚者，也用该方为治，余宗之亦多效。

此外，也治骨蒸劳热，疟疾，外感暑热以及肝胆疾病之热郁，寒热如疟者。

本品与鳖甲配伍，相须为用。鳖甲咸寒直入阴分，既能滋阴，又能入络搜邪，但不能透邪出阳分；青蒿苦、辛、寒而芳香，清热透络，但不能直入阴分，由鳖甲引之入，领邪外出，有先后出入之妙。青蒿辛香散邪，可入肝胆经，清解热邪，无过散之弊。余于热郁肝胆少阳，而有阴虚之象者，每以青蒿取代柴胡，避免其升散，以“劫肝阴”。

用量用法 6~10g。胃肠虚弱者忌服。

药理参考 有广谱抗菌作用，有明显的退热抗炎作用、抗疟作用。

地骨皮 凉血调经，长于退虚热

地骨皮，甘，寒。归肺、肝、肾经，入胞宫。具有凉血调经，清肺火，退虚热之功。

应用

1. 凉血调经 本品甘寒，入肝经血分。能清热，凉血，止血。用于冲任血热之月经先期，月经量多、量少，经间期出血等病证。常与生地黄、白芍、玄参、牡丹皮配伍。方如清经散、两地

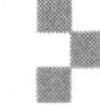

汤等。

2. 滋阴退热　本品甘寒清润，能入肝、肾经，清虚热，除骨蒸。对经行发热，癌肿术后放、化疗而出现的阴虚发热、骨蒸等常用之。与生地黄、白芍、当归、牡丹皮、银柴胡、鳖甲、青蒿等配伍。方如加味地骨皮饮、清骨散。

此外，尚可用于肺热咳嗽、肺痨、潮热盗汗等。

牡丹皮、地骨皮，均入肺、肾经，皆有凉血、清热、调经作用，为治疗血热之月经不调及阴虚发热之常用药味。但牡丹皮偏治肝经郁热，长于活血散瘀、凉血调经；地骨皮清肺、肝、肾虚热，擅于泻肺止咳、退阴虚火热。牡丹皮清肝经郁热，退无汗之骨蒸；地骨皮清肺中伏火，退有汗之骨蒸，二者常配合应用。地骨皮之功用如《汤液本草》所言："泻肾火，降肺中伏火，去胞中火，退热。"

用量用法　10~15g。外感发热，脾虚便溏者不宜用。

药理参考　对子宫有显著兴奋作用，有较强的解热、抗菌作用，有降血糖、血脂、血压，调节免疫作用。

犀角　清热解毒，凉血止血要药

犀角，苦、咸，寒。归心、肝经。功能清热解毒，凉血止血。

应用

1. 清热解毒　本品能除大热、解血毒，用治妇女急性盆腔炎失治、误治所致热入营血之高热，神昏谵语。与黄连、生地黄、牡丹皮、牛黄等配伍，方如清营汤、安宫牛黄丸等。

2. 凉血止血　本品具有清血热、解毒、凉血止血之功。用于热扰血海、迫血妄行之崩漏等病证。常与生地黄、牡丹皮、赤芍配伍，方如犀角地黄汤。

此外，还用于癫狂、痈肿疮毒等。

本品清热解毒，善于泻心火热邪，解毒定惊。又入心肝血分，擅长清血热，凉血止血。为治温病邪传心营之高热抽搐，神昏谵语及热入血分、迫血妄行之发斑，吐、衄、便血等的重要药物。亦常用于妇科功能性子宫出血、子宫内膜炎、肿瘤属血热血毒者。

犀角稀少价昂，可用水牛角代替。后者性味、功效与犀角相似，但弱于之，故用量宜大。《陆川本草》云其："凉血，解毒，止衄。治热病昏迷，麻痘斑疹，吐血衄血，血热溺赤。"

病案举例（刘云鹏先生医案）王某，崩漏约1月，经中西药治疗，出血将止未净，同房后第2天复出血增多。第4天住入院，予以西药抗感染，但不愿诊刮，诊时崩中大下，色红有小血块，腹痛不甚，烦躁不安，口渴而苦。舌黯红略紫，苔黄，脉弦细数。此为热扰血海，冲任损伤，迫血妄行之血热崩中证。宗叶氏法，直须凉血散血，用犀角地黄加味：水牛角粉30g（冲服），生地黄20g，白芍12g，牡丹皮10g，黄连10g，大黄炭6g，蒲黄炭10g，三七粉6g（吞服）。5剂崩止腹痛消。再以原方去蒲黄炭，加丹参15g，5剂，后以滋阴补肾、清热活血之剂复旧，月余获愈。

刘云鹏先生曾说，新中国成立前治温病热入血分之动血，或血热炽盛之崩漏、吐衄等血证，用犀角见效快速，现今犀角稀少，用水牛角代之亦有效果。

用量用法　磨汁或成粉冲服较煎服效佳，3~6g。水牛角粉30g，切片可用30~100g先煎久煎。脾虚出血者忌用。

药理参考　有增加血小板计数，缩短凝血时间作用。有强心，降压，解热，镇静，抗炎作用。对多种细菌有抑制作用。

小　结

火、热同为阳邪，火为热之甚。火热有外、内之分。外火是感受六淫化火而成，即所谓“六气化火”。内火多因脏腑功能紊乱，情志过极，阴阳气血失调所致，即所谓“五志化火”。饮食不节，过食膏粱厚味等，亦易生内热。火热为患，于妇科多成炎症、热证、痛证、血证。火热之治，“热者寒之”“疗热以寒药”。

火热又有实热（火），热毒，虚热之别。因而清热药有清热，泻火解毒，清虚热，清热凉血之不同。本篇栀子、黄芩、黄连、黄柏、大黄、龙胆草、知母、土茯苓此类共同之处是性味苦寒，寒以清热，苦能燥湿。擅长清热解毒、泻火燥湿，其中栀子、黄芩、黄连能清泻三焦火热、湿热，并有凉血止血之功。妇科血证及泻痢多用。三者之中，黄连为最，正如《本草纲目》引张元素言：“其用有六：泻心脏火，一也；去中焦湿热，二也；诸疮必用，三也……治赤眼暴发，五也；止中部见血，六也。”栀子清三焦郁火，并治吐、衄、淋、便，崩漏下血。黄芩尚能安胎。黄柏清下焦湿热，泻相火，清虚热。黄连、黄芩、黄柏皆止泻痢。龙胆草上清泻肝胆实火，下清肝经湿热，不入血分。知母性寒，清热泻火与上述诸药同，然其味苦而不燥湿，此与上述诸药有别。以其味苦甘，苦甘合化以养阴，故无燥湿之功。《本草纲目》谓其：“下则润肾燥以滋阴，上则清肺金而泻火。”其实知母既能清泻肺、胃、肾火，又能滋肺、胃、肾阴。大黄之功在一“通”字，可广泛用于胃肠、脏腑、血脉热毒，湿热壅结，瘀滞为害之疾病。用之以通下，荡涤瘀滞，推陈致新，上下内外热毒、陈积、瘀浊诸邪可除，邪去正安，或可延缓衰老，为妇科炎症、热证、痛证、瘀证、血证常用之药，且止血不留瘀。如《医学衷中参西录》所云："能开心下热痰以愈癫狂，降胃肠热实以通燥结，其香窜透窍之力又兼利小便。性虽趋下，而又善清在上之热，故目疼齿疼，用之皆为要药。又善解疮疡热毒……其性能降胃热，并能引胃气下行，故善止吐衄……《本经》谓其能'推陈致新'因有黄良之名。"土茯苓以解毒、除湿见长，用治多种性传播疾病之赤白带下、阴肿阴痒、小便淋痛等，并可用于治梅毒。如《本草纲目》所言："治拘挛骨痛，恶疮痈肿，解汞粉、银朱毒。"

金银花、连翘、蒲公英、白花蛇舌草、败酱草、红藤、马齿苋、椿皮属清热解毒之类，长于治内、外痈肿，妇科炎症，痈证。其中金银花可推为解毒药之首。如《本草新编》所云："消毒而不耗气血，败毒之药，未有过于金银花者也。"连翘功用与之相近。《医学衷中参西录》谓："连翘，具升浮宣散之力，流通气血，治十二经血凝气聚，为疮家要药。能透表解肌，清热逐风，又为治风热要药。且性能托毒外出，又为发表疹瘾要药。"二者常相须为用，同为"疮家要药"，又可用于风热表证，温病热入营分等。蒲公英、白花蛇舌草，并能利湿，前者擅于治乳痈，后者擅长治癌肿。败酱草、红藤二者相配伍，长于治肠痈，肺痈，妇科炎症，盆腔脓肿等。马齿苋，有止血之功，单用即可止崩。其与椿皮同具清热凉血、收敛功效，均可治血热崩漏等血证。然前者能解毒，并善于止热毒血痢；而后者可燥湿，更长于治湿热之赤白带下。

火易迫血妄行，热易伤冲任而致月经过多，经期延长，月经先期，经行吐衄，带下赤白，经行发热，胎漏，胎动不安，恶露不绝等病。治之宜用清热凉血，调经止崩之品。如生地黄、玄参、牡丹皮、赤芍、犀（水）牛角之类。其中生地黄、玄参清热凉血，兼滋阴之功，血热血证用之，有阴伤则滋阴，未伤阴者，可防血

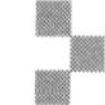

去阴伤。生地黄之功如《医学启源》所言："气寒味苦,凉血补血,补肾水其阴不足。"玄参则如《本草纲目》之谓："滋阴降火，解斑毒……玄参与地黄同功。"牡丹皮、赤芍，凉血调经，并能散瘀止痛，用于治血热血瘀，出血腹痛合适。犀角能清热解毒，凉血止血，用于血热崩漏等血证，更多用于温病热入心营和血分，为治急性传染病、感染性疾病之良药，温病三宝中均用此物。但货源稀贵，用水牛角代之亦有良效。

内外火热，日久必伤阴，阴虚生内热。此类病症非大苦大寒之药所能治，须甘寒辛香之药治之，如地骨皮、青蒿。前者甘寒清润，入肝肾，清虚热，除骨蒸，并能清热凉血止血，因而妇科血热之月经病、经行发热多用之。后者辛香散邪，入肝胆经，具有清透虚热，凉血除蒸之功。用于温热病余热未清，和因病因毒、伤阴耗液所致阴虚夜热，低热。然此二味须配以生地黄、鳖甲、知母等滋阴凉血清热之剂，用之可获佳效。

本篇药理研究所载，清热药对多种细菌均有不同程度的抑制作用，尤其黄芩、黄连、大黄、土茯苓、金银花、连翘抗菌谱广。多数可退热，保肝，利胆，镇静，抗炎，抗病毒，降压，降糖，扩张血管，抑制血栓形成，抗心律失常。大黄有很好的止血作用，可以降胆固醇，降低尿素氮，促进尿素和肌酐排泄，有利尿作用。生地黄、犀角有促凝血、止血作用。马齿苋、地骨皮对子宫有兴奋作用，赤芍对子宫有抑制作用。

火热得泻得清,阴伤得滋得复,邪点正安,如是则"阴平阳秘,精神乃治"。

第四讲　温里药

凡性属温热，以温里祛寒，治疗里寒证为目的的药物，称温里药，又称祛寒药。常用于妇科者，有如下数种。

附子　温肾阳，回阳救逆第一品药

附子，辛、甘，大热，有毒。不宜与半夏、瓜蒌、贝母、白蔹、白及同用。归心、肾、脾经。功能回阳救逆，温肾助阳，散寒止痛。

应用

1. 回阳救脱　用于大崩，异位妊娠破裂大出血所致的大汗淋漓、四肢厥冷、面色苍白、口鼻气冷、脉微欲绝之亡阳虚脱证。急救用附子与干姜、人参等配伍，大剂量应用。现代有参附注射液，用于抢救，确有回阳救逆之效。《本草经读》谓其“回阳救逆第一品药”。

2. 调经　常用于治肾阳不足所致之月经后期，闭经，绝经期前后诸症等。如伴见腰膝冷痛，心慌汗多，小便频多，舌淡黯，苔白，脉沉细等，与地黄、肉桂、当归、鹿角胶、枸杞子、菟丝子等配伍，方如右归丸。

3. 止崩　用于肾阳虚不能温养脾阳，而致脾失统血之崩漏。

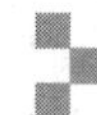

症见崩漏，血色黯淡，四肢不温，面色萎黄，舌淡薄白，脉细而无力者。常用生地黄、灶心土、白术、阿胶等与其配伍，方如黄土汤。崩漏止后用右归丸加减以复归固本。

4. 种子　用于肾阳不足，宫寒不孕，伴见腰酸膝冷、下部寒凉、尿频便溏、舌淡黯、脉细等。常与肉桂、熟地黄、山茱萸、茯苓、鹿角胶、人参、当归、巴戟、菟丝子等配伍。如经验方温阳毓麟汤[50]、温饱饮以温肾助孕。温胞饮是刘云鹏先生治不孕得意之方，谓方中附子温补命门而养冲任胞宫，为种子之妙方。

5. 补虚　用于绝经前后，或老年妇女脾肾阳虚，症见头晕耳鸣、畏寒多汗、腰膝酸痛、小便频多等。常与肉桂、熟地黄、山茱萸、人参、白术、黄芪、杜仲等配伍，如经验方温阳益气汤[39]以温补脾肾。

还常用于内科脾肾阳虚，畏寒肢冷，腰痛便溏及风寒痹证等病证。

元阳为人身阳气之本，元阳充盛，则全身脏腑经络得其温煦而功能正常，反之，则生内寒，诸病生焉，甚至亡阳。附子辛温大热，其性善行，为通行十二经纯阳要药。凡经络、脏腑、外表之寒均可治之。其性能行能敛，通治三焦，下能温补命火以化先天肾气，温养冲任、胞宫；中能温煦脾阳，助后天生化而养脏腑；上可温心阳，敛心气以防心气耗散而虚脱；外能固卫阳，实腠理而止汗固脱。因此能治上述诸病证。附子诚为温里散寒，回阳救逆第一品药。《本草汇言》："附子，回阳气，散阴寒……乃命阳主药……凡属阳虚阴极之候，肺肾无热证者，服之有起死之殊功。"

妇女以血为本，体阴用阳，有余于气，不足于血，气有余则生火。因此附子用于妇科，需谨慎！上述妇科诸病证果属阳虚者，配伍适当，确有调经助孕佳效。然附子功在温阳，弊在伤阴。余用之遵"善补阳者，必于阴中求阳"原则，配伍上述诸品。同时亦遵"大毒治病十去其六，常毒治病十去其七"之训（《素问·五常政大论》）。不宜久用，中病而止，痛减量减，或更用其他温而不燥之品，如仙灵脾等。余之经验：若系肾阳不足，胞宫、胞脉失于温养之排卵障碍所致的不孕，在温肾养血方中附子用10g，与熟地黄15~20g、鹿角胶12g相配，确有促排卵助妊娠之效。

病案举例　患者牛某，35岁，3年未孕，月经2~3月一潮，有时须用药才至。常有畏寒肢冷，腰膝酸冷，带下清稀，舌淡苔白，脉细等。此属肾阳不足，胞宫失养之原发性不孕。方用补肾调经方加减：熟地黄15g，山茱萸10g，山药10g，枸杞子15g，菟丝子25g，杜仲15g，当归10g，茯苓10g，车前子10g，五味子10g，覆盆子10g，仙灵脾10g，仙茅10g，共25剂。经治后月经每月可来潮，但推迟1周左右。B超监测，子宫内膜厚度6mm左右，卵泡发育不良。于第3月经净后，原方去仙茅、仙灵脾，加附子10g，鹿角胶10g，10剂。B超监测，子宫内膜厚度9mm，优势卵泡20mm×18mm，即指导性生活。当月即孕，予预防保胎半月而成功孕育。

用量用法　6~10g，用制附子。回阳救逆，寒湿痹痛可用至15g，但须先煎1h左右，其毒性下降但药效不减。

附子炮制、煎煮不当，用量过大等可引起中毒，中毒可表现出唇舌发麻，恶心呕吐，脉冷烦躁，心律失常，血压下降，体温降低，呼吸抑制，肌肉麻痹，语言障碍，抽搐等，严重者可致死亡！

轻度中毒者，可催吐，用生姜60g、甘草12g、绿豆40g煎服。重度中毒则须及时用现代医学方法抢救。

药理参考　有强心作用，生用或大剂量使用可出现心律不齐，甚至心搏停止。有明显抗炎作用，镇痛作用。还有增强免疫，促进内分泌作用，可使血浆皮质酮和雌激素受体明显提高。

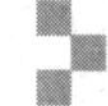

肉桂　补命火，散寒止痛温脉要品

肉桂，辛、甘，大热。归肾、脾、心肝经。功能补火助阳，散寒止痛，温通经脉，引火归原。

应用

1. 调经　用于下焦虚寒之月经后期，闭经，腰膝冷痛，小便不利，或尿频失禁，舌黯淡，苔白，脉沉细等均可用之。常与附子、熟地黄、山茱萸、人参、当归、菟丝子等配伍。方如右归丸、经验方十全调经汤[24]。

2. 止痛　用于寒湿血瘀之痛经，与干姜、小茴香、当归、川芎、延胡索等同用，方如少腹逐瘀汤。治疗产后、中老年身痛肢麻，与独活、黄芪、续断、细辛、熟地黄、当归等配伍，方如三痹汤。

3. 种子　用于肾阳虚，宫寒不孕。常与附子、鹿角胶、熟地黄、山茱萸、枸杞子、菟丝子、当归、巴戟天等配伍，方如温胞饮、温阳毓麟汤[50]等。

4. 下胎　用于妊娠中、晚期，胎死腹中，瘀久不下，而见阴道出血。与当归、川芎、红花、牛膝、车前子等配伍，方如脱花煎以祛瘀下胎。

此外也可用于风寒湿痹证之关节炎，坐骨神经痛，冠心病，慢性胃炎，脉管炎，阴疽流注等病证。再如用治下元虚弱，虚阳上浮之面赤，汗出，虚喘，心悸，失眠，牙痛咽痛，脉虚弱等。谓之“引火归原”。

刘云鹏先生有云：肉桂味甘大热，益阳气，下行入肾，善于温补命火。其辛散以消阴寒，行气血，温经脉。命门火足，脾、肾、肝、冲任，胞宫得以温煦，气血得以温通，如是则月经调畅，痛经可愈，不孕诸病何能发生？《本草求真》谓之："大补命门相火，益阳治阴。凡沉寒痼冷，营卫风寒，阳虚自汗，腹中冷痛……血脉不通，胎衣不下……用此治无不效。"

再则本品能引气药入血，血药入气分。体虚、气血不足者，在补益气血中少加肉桂，能鼓舞气血，有阳生阴长之妙，方如十全大补汤、肾气丸等。

肉桂与附子性味相同，功用亦相近，均能补火助阳，温补脾肾，治疗阴寒虚冷之证。但附子能行能敛，偏于气分，回阳救逆力大功宏，于大汗、大出血、亡阳虚脱之际，多用附子而不用肉桂，并能活血止崩漏；肉桂走而不守，偏于血分，温经止痛功效较好，对妇科寒滞经脉、少腹疼痛之证，则多用肉桂而少用附子，其不能用于血证崩漏。此为同中之异。但二者又常配伍，相须为用。

用量用法 2~6g，煎服。阴虚火旺、实热、血热妄行之出血，及孕妇忌用。畏赤石脂。

药理参考 肉桂有扩张血管，促进血液循环，增强冠脉收缩血流量，使血管阻力下降等作用。有抗血小板聚集，抗凝血酶作用。有镇静，镇痛，解热等作用。促进消化，缓解胃肠痉挛性疼痛，可引起子宫充血，有一定的抗菌作用。

干姜 止呕止痛，亦可回阳救逆

干姜，辛、热。归脾、胃、肾、心、肺经。功能温中散寒，回阳通脉，温肺化饮。

应用

1. 妊娠恶阻 用治胃虚寒饮，升降失调之妊娠恶阻。症见呕

吐清涎，口淡无味，不渴，头眩心悸，舌淡苔白滑，脉弦滑者。与半夏、人参、生姜汁配伍，方如《金匮要略》之干姜人参半夏丸。亦用治脾胃中虚，寒热互结，升降失司之妊娠恶阻，产后吐泻等。常与半夏、黄连、人参等配伍，方如《伤寒论》之半夏泻心汤等，降逆止呕有良效。

2. 痛经　用于寒凝血瘀之经行腹痛，拒按，热敷则痛减，经血有块，月经后期，肢冷畏寒，平时少腹疼痛而凉，舌黯苔白等。与小茴香、肉桂、当归、川芎、赤芍、没药等同用，方如少腹逐瘀汤以散寒逐瘀止痛。《珍珠囊》谓："干姜其用有四：通心阳，一也；去脏腑沉寒痼冷，二也；发诸经之寒气，三也；治感寒腹痛，四也。"

干姜以温中散寒见长，为建运脾阳，温暖中焦之要药。还常用治脾胃虚寒之脘腹冷痛，呕吐泄泻。常与人参、白术、甘草等配伍，方如理中汤。亡阳证，四肢厥逆，脉微欲绝者与附子配伍，以回阳通脉。以及寒饮咳喘，痰多清稀等，与麻黄、细辛、五味子、桂枝、半夏等同用，如小青龙汤。

干姜在妇科之用，不如内科杂症之广，所在方中也非主药，然其辛通温热之性，能与主药相须为用，协同全方增强温中止呕，散寒止痛作用。

干姜、生姜、炮姜同出一物，干姜乃生姜之干者，炮姜乃干姜炒黑者。生姜长于发汗止呕，多用于外感风寒，胃寒呕吐者；干姜性热，干者发散止呕力减弱，长于温中，兼温肺化饮之功，多用于脾胃虚寒，肺寒痰饮诸证；炮姜炒黑而变苦温，入血分以温经止血见长，多用于妇科血证。

干姜与附子均为大辛大热之品，同是祛寒要药，都有温里、回阳、散寒作用，常配合使用。但附子回阳救逆之功宏，主下焦命火而兼心、脾、卫阳；干姜降逆止痛为所长，主温中焦脾胃又能温肺。故而肾阳虚弱，多用附子；肺寒咳喘多用干姜；而中焦虚寒，则可姜、附同用。二药之别，一在通治表里三焦，一在治中、上二焦。

再则干姜与半夏、黄连相配，辛开痞结以和阴，苦降里热以和阳，如是则能调和寒温，复其升降。

用量用法 3~10g。阴虚内热，血热妄行者忌用。

药理参考 有镇静，镇痛，抗炎，止呕作用，有短暂升高血压作用。

吴茱萸　温肝肾，止痛止呕止泻

吴茱萸，辛、苦，热。有小毒。归肝、胃、脾、肾经。功能散寒止痛，降逆止泻。

应用

1. 散寒止痛　本品辛散苦泄，性热祛寒，主入肝、肾经。常用于阳虚肝寒诸痛证，如痛经症见经期小腹隐痛，喜温喜按，腰酸无力，经色淡红质稀，舌淡苔白，脉沉细属冲任虚寒者，常与桂枝、当归、川芎、白芍等配伍，方如温经汤；若腹痛较剧，喜温，呕吐，四肢厥冷，经量少而色黯有血块，舌黯淡，苔白，脉细欲绝属血虚、寒滞冲任者，与桂枝、白芍、细辛、大枣等同用，方如当归四逆加吴茱萸、生姜汤。

2. 降逆　本品能疏肝解郁，降逆止呕。用于妊娠恶阻之肝郁化热，呕吐酸水伴胁痛者，常与黄连、半夏、陈皮、竹茹、生姜等配伍。方如温胆汤合左金丸（本品与黄连相配名左金丸）。

3. 止泻　脾肾阳虚，形寒肢冷，腰膝酸软，清晨即泻，经期

加重之经行腹泻者，又为五更泄。常与补骨脂、肉豆蔻、白术、山药等配伍。方如四神丸加味以温肾健脾，固涩止泻。

还常用于肝胆疾病之胁痛，胃寒疼痛，吞酸，呕吐以及寒疝等病证。

刘云鹏先生有云：吴茱萸辛散苦泄，性热祛寒，主入肝、肾经，又归脾胃。余治阳虚肝寒之痛经，吴茱萸为必用之药，而且量不能少，如温经汤，当归四逆加吴茱萸、生姜汤等，亦用于治厥阴头痛等证。其又能疏肝解郁，降逆止呕，故能治妊娠恶阻。明·邹澍在《本草疏证》中曰："仲景之用吴茱萸，外则上至巅顶，下彻四肢，内则上治呕，下治痢。"一般妊娠恶阻用本品，多是肝胆郁热，呕吐酸水苦水。与黄连相配，一以清泄郁热，一以疏肝降逆止呕。吴茱萸对家兔子宫有兴奋作用，于妊娠恶阻仅用3g左右，与黄连、陈皮、生姜等配伍，无妨。

吴茱萸与干姜均为辛热祛寒药，功能温暖脾胃，治中焦阴寒，腹痛吐利等证。然前者祛寒疏肝，止痛止呕功著，且能温肾止泻；后者回阳救逆，并能温肺化饮治咳喘，此为二者之异。

用量　2~5g。

药理参考　对胃肠有明显的解痉、止吐、镇痛作用，抗胃溃疡。对动物子宫有兴奋作用。

小茴香　散寒邪，理气滞，止经痛

小茴香，辛，温。归肝、肾、胃经，入胞宫。功能散寒止痛，理气和胃。

应用

主要用于寒凝血瘀之痛经。症见小腹冷痛拒按，得热则痛减，经色黯有血块，面色青白，肢冷畏寒，舌黯苔白，脉弦紧等。与当归、川芎、肉桂、延胡索等同用，以增散寒理气之效。方如少腹逐瘀汤。

寒凝冲任、胞宫，气血阻滞，“不通则痛”。气血得温则行则通，“通则不痛”。本品入肝、肾经，辛温芳香、行散之力较强，尤能温暖下焦之寒，有行气止痛之功效，《本草汇言》：“茴香，温中快气之药也。”为治功能性痛经、子宫内膜异位症等寒凝血瘀痛经常用之药。

还常用于中焦虚寒所致胃脘胀痛、呕吐及肝寒所致小腹冷痛、疝气、睾丸偏坠胀痛等病证。

用量用法 3~6g。阴虚火旺者慎用。

药理参考 本品有促进肠蠕动，抗溃疡作用。能促进胆汁分泌，有镇痛作用。对雌性大鼠给药 10 日，阴道内出现角化细胞，乳腺、输卵管、子宫内膜及子宫肌层重量均增加，具有己烯雌酚样作用。

花椒　温中杀虫，止痛调经助孕

花椒，辛、热。归脾、胃、肾经，入子宫。功能温中止痛，杀虫止痒，止痛。

应用

1. 调经止痛　本品辛、热，有杀虫调经止痛之功效。用于寒热错杂之痛经；虫积于内，生毒化热，下扰血海，损伤冲任之崩漏。症见经期腹痛，畏寒肢厥，唇干口苦，舌黯红，苔白或黄，脉弦；崩漏，腹痛阵作，或下蛔虫。与乌梅、桂枝、附子、细辛、黄连、黄柏、延胡索、蒲黄等配伍，方如《伤寒论》乌梅丸。

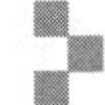

花椒乃杀虫之药，非止崩之味。其用于崩漏是因虫所致，杀虫以治崩，求因、求本之治，即《内经》“必伏其所主，而先其所因”之谓。

2. 杀虫止痛　本品有杀虫之功，用于上热下寒，蛔虫上窜胆道之妊娠胆道蛔虫症。症见上腹突发疼痛，顶痛阵作，呕吐蛔虫，余证如上。方药如上，有安蛔杀虫止痛之效。配伍合适，并不损胎。

病案举例　40 年前余之嫂妊娠 5 月，突发上腹剧烈顶痛，时痛时止，口苦而渴，呕吐蛔虫一条。舌红，苔黄，脉弦数。处以乌梅丸去附子、党参、黄柏，加黄芩 12g、白芍 30g、川楝子 6g，2 剂，服完痛止。再服 2 剂后下蛔数条而安。

3. 杀虫止痒　用于带下阴痒（滴虫性阴道炎，霉菌性阴道炎，外阴炎，外阴湿疹等），与蛇床子、地肤子、苦参、黄柏等配伍。煎汤冲洗阴道，未婚、妊娠者忌用。或坐浴熏洗。花椒不仅驱杀蛔虫，也可用以治疗绦虫病，可配伍乌梅、槟榔、木香、南瓜子等。治蛲虫与百部相配煎汤，保留灌肠，可杀虫，止肛周瘙痒。

4. 温阳助孕　本品性热，入脾、肾经，温暖脾肾之阳，以温煦冲任、胞脉、胞宫而助孕。与人参、菟丝子、杜仲、当归、白术等配伍，方如毓麟珠。加减配伍适当，对内分泌失调性不孕，子宫发育不良之不孕，免疫性不孕有良效。

花椒辛散温燥之性，能温中燥湿、散寒，还常用于中焦寒湿之胃痛腹痛，呕吐腹泻等病证。

用量　3~6g。

药理参考　抑制胃肠运动，对胃肠平滑肌有解痉挛、止痛作用。对子宫平滑肌痉挛，有很强的解痉作用。有很强的镇痛作用。有驱蛔虫作用。对多种细菌及部分皮肤真菌有抗菌作用。

小 结

《素问·生气通天论》云："天运当以日光明。"若阴寒雨露太过，阳不制阴，在天则生灾害，于人则生疾病。治之之法，益火助阳，以消阴翳。本篇诸药，均具温阳祛寒之功，以附子为首要。其辛甘大热，能走善行，能升能降，内达外散，温通之中，又具收敛之性，走而能守。正如《本草正义》所言："附子，本是辛温大热，其性善走，故为通十二经纯阳之药，外则达皮毛而除表寒，里则达下元而温痼冷，彻内彻外，凡三焦经络，诸脏诸腑，果有真寒，无不可治。"附子之功如此，然贵在善用而不能滥用！其功在温阳，弊在伤阴，辨证准确，配伍合适，功效立见。否则弊害中毒，现之亦快。尤其是妇人"血常不足，气常有余"之体，应谨慎。附子如此，肉桂亦然，《汤液本草》谓其"补命门不足，益火消阴"。二者性味相同，功用相近。然附子走而能守，回阳救逆力大功宏，并能用治血证崩漏；而肉桂走而不守，且不用于血证崩漏。故亡阳虚脱之证多用附子而不用肉桂；然而肉桂补命门功擅温经止痛，于妇科寒滞经少、疼痛之证，则多用肉桂而少用附子。干姜之功，以温中散寒见长。也可配伍黄连等寒凉之品，用治寒热错杂，升降失司之妊娠恶阻，产后吐泻等证，以调和寒热、升降之机。亦可回阳救逆，但力弱于附子，二者配伍，则相须为用。而吴茱萸则擅长散寒止痛，多用于痛经。又能降逆止呕，和黄连配伍，用于治呕吐酸苦水之妊娠恶阻。又能温肾止泻和用治慢性肝胆疾病之肝胆郁热型胁痛，痛经等。小茴香为散寒行气之药，如《唐本草》言："善主一切诸气，如心腹冷气……亦行诸气及小腹少腹至阴分之要品也。"与吴茱萸性味功效相近，均能治下焦肝肾

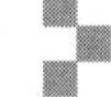

诸寒疼痛，然小茴香能理气止痛，以治痛经；吴茱萸并可疏肝解郁，以治胁痛，能降逆止呕，温肾止泻，二者之同中有别。花椒辛热，有温中止痛之功，然以杀虫见长。脏腑功能失调，寒热错杂，以致蛔扰不安而发胆道蛔虫症；虫生于内，生毒化热，扰乱冲任可发崩漏，腹痛。花椒有杀虫之功，为乌梅丸中重要杀虫成分，虫下则腹痛止，虫去则寒热调、冲任固、崩自止。所举妊娠胆道蛔虫病例，可见其杀虫之功，配伍适当，并不损胎。其不但杀蛔止痛，又擅于杀虫止痒，为治妇女滴虫性阴道炎、霉菌性阴道炎、外阴炎、外阴湿疹之带下阴痒要药。用其煎汤冲洗阴道，熏洗坐浴颇效。又有温暖脾肾，温养冲任、胞宫之功，是种子良方毓麟珠之重要成分。如《本草纲目》谓："蜀椒散寒除湿，解郁结，消宿食，通三焦，温脾胃，补右肾命门，杀蛔虫，止泄泻。"

妇女经、孕、产、乳，屡耗阴血，如《灵枢·五音五味》所言："妇人之生,有余于气。不足于血,以其数脱血也。"妇女以血为本，体阴用阳,具有多虑善郁的生理特质。郁则易生热,气有余则化火。因而妇科疾病之治，应处处时时顾护精血。本篇中诸药均性味温热，易于耗阴动火，用时需谨慎。确属寒证，即应用之，然应遵《内经》"大毒,常毒"治病法则,不宜久用,中病即止,病减量减;若为阳虚证,则遵"善补阳者,必于阴中求阳"法则,如桂、附等,必配以熟地黄、山药、枸杞子、当归、白芍、鹿角胶、山茱萸等,如是则"阳得阴助而生化无穷"。

篇中附子、肉桂、干姜之药理具有不同程度的抗休克,抗溃疡,调节胃肠运动，镇静，镇痛，抗血小板聚集，抗血栓形成，扩张血管等作用，部分有抑菌作用。除干姜外，多数作用于子宫。如肉桂可引起子宫充血，吴茱萸对子宫有兴奋作用，花椒对子宫平滑肌痉挛有很强的解痉作用。小茴香使小鼠乳腺、输卵管、子宫内膜、子宫肌层重量增加，有已烯雌酚样作用。附子可使血浆皮质酮和雌激素受体明显增高。这些与临床应用效应大致相合。

此类温阳祛寒药配伍运用适当，则阴霾自散，离照当空，阴阳协调，且应善于保护。如是则朗朗乾坤，人康民安，灾害、疾病自当少生。

第五讲　止血药

血证属妇科三大证之一，包括了经、带、胎、产、杂病等出血证。凡能制止人体内、外出血的药物，称止血药，可用于治疗各种妇科血证。用之可避免出血过久而引起阴血损耗，甚至导致血脱亡阳危证。但止血药有时仅为治标之品，临证应根据不同出血原因和证候，选择适宜的药物进行配伍使用。

地榆　凉血止血，止崩止带

地榆，苦、酸、涩，微寒。归肝、大肠经。有凉血止血之功。

应用

主要用于血热之出血证。其寒以凉血，酸涩收敛，有较好的止血作用。其苦降而走下，故尤宜治妇科月经过多，崩漏，赤白带下，产后、癥瘕出血等。常与生地黄、白芍、黄芩、大黄炭等配伍。方如地榆苦酒煎、黑蒲黄散。龙胆泻肝汤常加之以治赤白带下。《本草正》："味苦微涩，性寒而降，既消且涩，故能止……女子崩漏下血，月经不止。"

刘云鹏先生治崩漏效方黑蒲黄散中用地榆炭等凉血收敛之性，调配当归、川芎、蒲黄、香附等活血之性，有行有止，用于治气血失调之崩漏日久难止者，每获佳效。

此外，还用于痢疾，痔漏下血，外用治烫伤等。

用量用法 10~15g，单用30g。宜炒炭用。

药理参考 可明显缩短出血和凝血时间，促进烧伤、烫伤伤口愈合，对多种细菌有抑制作用。

侧柏叶 功用与地榆相近

侧柏叶，苦、涩，寒。归肺、肝、脾经。有凉血止血之功。其性味功能及应用病证与地榆相近。生用重在凉血，炒炭偏于止血。

生侧柏叶适量用酒水混合浸泡液治脱发，外擦患处有效。《名医别录》载本药“主吐血、衄血、血痢、崩中赤白”。

用量 10g左右。

药理作用 与地榆相近。

紫珠 清热凉血敛血，妇科血证良品

紫珠，苦、涩，凉。归肝、肺、胃经。功能清热凉血，收敛止血。其性味功用、所治病证，与地榆、侧柏叶相近。是治各种内、外出血之良药，内服、外用、单用均可。外用其粉末于患处，或浸药液之纱布块敷患处可止血，此法可用于宫颈物理治疗后出血。

用量 10~15g。

药理作用 可使局部血管收缩，缩短凝血时间及凝血酶原时间，对纤溶系统有显著的抑制作用。对多种细菌有抑制作用。

白茅根　清热凉血利尿，止崩淋吐衄

白茅根，甘，寒，归肺、胃经。功能凉血止血，清热利尿。

应用

本品寒以清热，能入血分，凉血止血。用于月经过多，崩漏，经行吐衄，经期、产后及手术后小便淋痛，尿血等。可单用，鲜者效更佳。多与黄芩、生地黄、白芍、蒲黄等配伍，如经验方清利固冲汤[27]和清肝引经汤。

本品还可治在上之咳、衄、咯血，在下之尿血、血淋等证。可单用，亦可配入相应方中应用。

《医学衷中参西录》载："治肺胃有热、咳血、吐血、衄血、小便下血，然必用鲜者其效方著……远胜干者。"

本品虽然性寒，但有流动之性，通治上下诸出血，即使单用，也止血而不留瘀，虽能利水但不伤阴，乃余常用之味。

用量用法　15g，单用鲜茅根30g左右。

药理参考　能显著缩短出血、凝血时间，有利尿及抑菌作用。

苎麻根　清热凉血、止血安胎之要药

苎麻根，甘，寒。归心、肝经。功能清热凉血，止血安胎。

应用

1. 清热凉血　适用于血热之妇科血证，如月经过多，经期延长，崩漏，赤白带等。与生地黄、白芍、黄芩、黄连、旱莲草等配伍。多在相应方中加用本品，如保阴煎、经验方调补肝肾方[40]等。

2. 止血安胎　用于血热胎动不安，胎漏下血。与阿胶、黄芩、菟丝子、白芍、桑寄生等配伍。如经验方安胎固冲汤[25]。

病案举例　邢某，27 岁，妊娠 6 周余，阴道出血 3 天，量较多（少于月经量），色红，腰酸痛，心烦口干。舌红，苔黄，脉滑数。2 天前查 β-HCG（人绒毛膜促性腺激素 β 亚单位）：9800IU/L，P：39nmol/L；B 超提示：宫内活胎，6+ 周。此属血热下扰之胎动不安。治宜清热凉血，止血安胎。方用清热养阴止血煎加味：苎麻根 15g，生地炭 10g，熟地黄 10g，白芍 12g，黄芩 10g，黄柏 10g，甘草 6g，岗稔根 20g，阿胶 12g，续断 15g，桑寄生 15g。6 剂，水煎服，1 日 1 剂。

二诊：血止 2 天，腰酸痛止，烦躁不明显。舌苔如上，脉滑。复查血 β-HCG：15400IU/L，P：48nmol/L。上方去岗稔根、生地炭、黄柏，加生地黄 10g、菟丝子 20g，6 剂。

此后，妊娠无恙。

本品是一味止血功效显著的良药。寒以清热，入心、肝经而凉血止血，凡血热出血均可应用。余尤喜其清热止血安胎特性。盖妊娠之后，血聚养胎，阴血相对不足，阴虚则热，热则易胎动不安，动血下血，故此类证多属血热。苎麻根堪当其任，当然还须配伍适宜。《梅师方》治妊娠下血，以单味苎麻根煎汤服用之。足见本品可使热清血止，而胎元得安。《医林纂要》载："孕妇……血益热，胎多不安。苎麻根甘咸入心，能布散其光明，而不为郁热，此安胎良药也。"

用量用法　10~30g，煎服。

药理参考　有明显止血作用，对金黄色葡萄球菌有抑制作用。

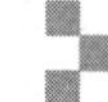

三七 妇女血证妙品数三七

三七，甘、微苦，温，无毒，归肝、胃、心、肺、大肠经。功能止血，化瘀，定痛，补虚。

应用

1. 止血 三七有很好的止血作用，而且止血不留瘀，因此较广泛应用于多种妇科血证。如月经过多，经期延长，崩漏，癥瘕肿瘤出血，产后及人工、药物流产不全出血，宫颈物理治疗后出血和外伤出血等。上述诸血证不论寒证、热证、虚证、实证，有瘀无瘀，均可单用，或配入辨证方中应用。寒证出血用之，正合“寒者温之”之治，如经验方固冲汤[2]；热证出血配入三七，不会因其温性而增热，也不会因寒凉之剂而血止瘀留，如平肝开郁止血汤等；虚证出血配用之，可增摄血止血之效，且不滞血留瘀，如经验方固本固冲汤[41]，将军斩关汤等；实证出血配入三七，既能止血，并能化瘀止痛，如经验方净胞饮[43]等。

病案举例

（1）10年前，某医诊治一崩漏患者，出血淋漓不止月余，辨证为心脾两虚，冲任不固。方用归脾汤加炭类止血药，7剂未效，请教于余。诊其病，观其方后，嘱去炭类止血药，加入三七粉5g吞服，3剂血止。

（2）2年前，一熟人在上海来电话，言其月经来潮30天未止，量少，有时小腹痛，已服中药十余剂未效，求治于余。因不知所服何方，不详脉证，只令其服生三七粉，每天6g，分2次吞服，3天血止痛除。

2. 化瘀镇痛 三七有较好的镇痛作用，故用于多种妇科痛证。

如痛经（包括子宫内膜异位症之痛经），盆腔炎，盆腔淤血综合征，宫腔、盆腔粘连所致之腹痛。上述痛证均为瘀血所致，多为实证。然而其镇痛逊于延胡索，化瘀不如桃、红，若与之合用，则相得益彰。故于辨证相应方中，如少腹逐瘀汤、膈下逐瘀汤、温经汤、宣郁通经汤和异位妊娠诸方、益母生化汤[3]、加减归芍汤[18]等经验方均宜加用生三七粉吞服，可获活血化瘀、镇痛效果。《医学衷中参西录》谓之："善化瘀血，又善止血妄行，为吐衄要药。病愈后不致血瘀留于经络，证变虚劳……其善化瘀血，故又治女子癥瘕，月经不调，化瘀而不伤新血，实为理血妙品。"

病案举例　一患者，37岁，患慢性盆腔炎3年，经常腹痛，经期加重，并有头昏倦怠，心慌纳差，舌淡黯，脉弦虚。曾断续服用中西药1年余，仍时腹痛。用当归芍药散加黄芪、丹参、桃仁、生三七粉（吞服）。经期加香附、益母草等，共服15剂，腹痛除，妇科检查示盆腔炎症已不明显。

3. 补血益气　由于三七含类似人参的成分（人参皂苷），有一定的补益作用，故又称参三七。实验研究表明有造血作用。然而其补益气血之力逊于参、芪、胶、归等。临床对气血亏虚兼血滞者（气血亏虚日久多有血脉滞涩），多于相应方中加三七煎服，（如归脾汤）以补气血，行滞，防瘀。也可单用本品合鸡肉等煲汤作辅助补血之用。

还可用于内、外科及骨伤肿痛等多种疾病，如心脑血管疾病，多种出血，跌打损伤，肿痛等，外用、内服皆可。也是历来军中要药。

三七以止血效果为佳，其次是化瘀镇痛，补益气血。三七临床应用未见明显的毒副作用，但妊娠忌服。

用量用法　用于止血、止痛、活血化瘀宜生用，研粉吞服，

每日 3~5g，分 2 次服；用于补虚宜熟用，煮熟后其中三七氨酸、三七皂苷、挥发油类等受到破坏，止血散瘀功效减弱，人参皂苷补益作用增强，每日 3~10g。其制剂如三七注射液、胶囊、散剂等按其规定方法与剂量使用。三七粉外用，根据外伤范围适量用之。

药理参考

（1）止血作用　三七主要成分三七氨酸具有明显的止血作用，能增加血小板数量和缩短出、凝血时间。

（2）扩张血管作用　①扩张冠状动脉：三七中所含三七总皂苷和黄酮能扩张冠脉，增加冠脉血流量，能降低血压，减慢心率，对各种药物诱发的心律失常均有保护作用。②扩张脑血管：三七总皂苷能扩张脑血管，增加脑血管流量，对脑缺血有保护作用。

（3）镇痛作用　三七总皂苷有显著的中枢性镇痛作用。

（4）造血作用　三七所含人参皂苷，有补益作用，三七能够促进多功能造血干细胞的增殖，具有造血作用。

蒲黄　妇产理血良药

蒲黄，性味甘，平。归肝、心包经，入胞宫。功能止血止痛，化瘀利水。

应用

1. 止血　本品炒用，其性收敛，擅长止血。又兼活血化瘀之功，故能止血且不留瘀。常用于妇科诸血证，如月经过多，经期延长，崩漏，子宫内膜炎、肿瘤出血，产后恶露不绝，人工流产不全出血等。常与五灵脂、当归、白芍、黄芪、地榆、大黄炭等配伍。

如黑蒲黄散，经验方清热固冲[28]、宫瘤经期方[6]等。黑蒲黄散出自宋代《陈素庵妇科补解》，此方即以蒲黄炭为君，有多项加减，通治多种因素引起的“血崩”。

病案举例 （刘云鹏先生医案）牛某，32岁，近4月来月经紊乱，阴道间断出血1月余，诊刮病检为“子宫内膜增殖症”，术后血止。此次经潮43天未止，量时多时少，偶有停1~2天复出血，倦怠纳差，小腹及腰略感胀痛。舌黯，苔薄黄，脉弦软。诊断为崩漏（功能失调性子宫出血）。证属肝郁气血不调，冲任不固。方用黑蒲黄散加减：蒲黄炭10g，熟地黄10g，当归10g，川芎10g，白芍10g，香附12g，柴胡6g，地榆炭10g，棕榈炭10g，血余炭10g，荆芥炭10g，阿胶12g，三七粉6g（吞服），益母草30g。7剂，水煎服，1日1剂。

二诊：血止1天，腹腰胀痛未作，精神好转，余如前。改用逍遥散加味：柴胡10g，当归10g，白芍10g，白术10g，甘草6g，熟地黄10g，香附12g，山茱萸12g，枸杞子15g，菟丝子25g。10剂。

三诊：月经昨日来潮，量中等，较畅，略感腹胀，余无所苦，舌脉如前。守一诊方6剂。此次月经6天净，此后复常。

2. 止痛　本品生用，其性滑利，能化瘀止痛，常用于妇科诸痛证。如痛经，产后腹痛，以及盆腔炎、子宫内膜异位症、异位妊娠等之疼痛。常配五灵脂，相须为用。并与桃仁、红花、赤芍、当归、三七等配伍。方如少腹逐瘀汤，经验方益母生化汤[3]、炎痛消[32]、异位妊娠甲方[7]等。

此外还可用于冠心病心绞痛等。

3. 通淋　常用于妇女经期前后、产后及平时泌尿道感染之血淋、血尿。与车前子、滑石、小蓟、白茅根、鱼腥草、当归、白

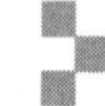

芍等配伍。方如小蓟饮子。

蒲黄以止血见长，化瘀止痛次之；五灵脂以化瘀止痛见长，止血次之。二者常相须为用，合而名为失笑散，系止痛、止血、化瘀之名方。临床配寒凉之剂以治热证，伍于温热方中以治寒证。虚证、实证，有瘀、无瘀均能随相应配伍而有良好的止血、止痛效果。蒲黄生用性滑，止痛化瘀力强，炒用其滑性变收涩止血为佳。其又兼利水之功，用于血淋尿血，利尿并止血，确有佳效。如《本草汇言》所谓："蒲黄，血分行止药也，主诸家失血……血之滞者可行，血之行者可止，生用则性凉，行血而兼消；炒用则味涩，调血而兼止也。""蒲黄，性凉而利……故小便不通，前人所必用也。"也可用于内、外科及骨伤诸血证，痛证。本品也可外用，研末涂、敷出伤处以止血。

用量用法　6~10g。妊娠禁用。

药理参考　有显著促进凝血作用，增加冠脉血流，改善微循环。对子宫有兴奋作用，使平滑肌收缩。

茜草　凉血化瘀，能止能通

茜草，苦，寒。归肝经，入胞宫。具凉血止血，化瘀通经之功。

应用

1. 止血　本品入肝经血分，性寒，有凉血止血作用，兼活血化瘀之功，故止血且不留瘀。与乌贼骨、生地黄、地榆、蒲黄、白芍等配伍。如经验方宫瘤经期方[6]，《医学衷中参西录》之固冲汤等。

2. 通经　本品具降泄之性，有祛瘀通经功效。用于血瘀，闭经等。常与乌贼骨、桃仁、红花、当归、赤芍、延胡索等配伍。

方如四乌贼骨一藘茹丸等。也可单用30~60g，或配当归、赤芍、川芎等泡酒服用，以治闭经。如《本草纲目》之谓："茜根，气温行滞，味酸，入肝而咸走血，手足厥阴血分之药也，专于行血活血。俗方用治女子经水不通，以一两煎酒服之，一日即通，甚效。"

本品还可用于内科之吐、衄、尿、便血，瘀血阻滞之肝胆病，胸胁疼痛等病证。止血宜炒炭用，活血通经宜酒炒，凉血宜生用。

用量用法 6~10g。妊娠慎用。

药理参考 有明显的促进血液凝固作用，对豚鼠离体子宫有兴奋作用。

海螵蛸 收敛止血，并止带下

海螵蛸又名乌贼骨，咸、涩，微温。归肝、肾经。具收敛止血之功。

应用

常用于月经量多，经期延长，崩漏，癥瘕（子宫肌瘤）出血以及带下病等。多与茜草、棕榈炭、白芷、血余炭、白芍、阿胶等配伍。如张锡纯之固冲汤，《妇人大全良方》白芷散以治赤白带下。《神农本草经》谓之："主女子赤白漏下经汁、血闭。"

此外尚用于治胃痛、溃疡病以制酸止痛，收敛愈合溃疡。常与白及、贝母等配伍，如方乌贝散、乌及散等。亦能外用研末，掺于伤口止血。

乌贼骨配茜草是《内经》第一张方子，名四乌贼骨一藘茹丸，乌贼骨以收合为主，茜草以开行为要，二者相配，一开一合，动

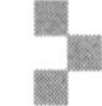

静结合，相反相成，既可用以止血，又不留瘀；又能用于通经，且不伤血。二者是余常用之药，于寒、热、虚、实之血证，闭经等，均可用入相应方中以增强疗效，如经验方宫瘤经期方[6]、将军斩关汤等。

用量 10~12g。

药理参考 海螵蛸主要含碳酸钙，多种微量元素等。有中和胃酸，抗消化性溃疡，抗肿瘤等作用。

血余炭 止血消瘀，治崩淋

血余炭，苦、平。归肝、肾经。有收敛止血，消瘀利尿之功。

应用

1. 止血 常用于月经量多，经期延长，崩漏，倒经，产后恶露量多不止，以及肿瘤等出血。热证可配生地黄、地榆、黄连等；寒证可配姜炭、艾叶炭等；虚证可配黄芪、党参、阿胶等；瘀证可配三七、蒲黄、大黄炭等。方如黑蒲黄散。《医学衷中参西录》谓："其性能祛瘀血，生新血有似三七，故善治吐血、衄血。"

2. 利尿 本品苦降，有化瘀通窍利尿之功。可用于治经期、产后、手术后等小便不利、血尿夹瘀者。常与蒲黄、滑石、车前子等配伍，方如《金匮要略》之滑石白鱼散，或五淋散加之。《神农本草经》谓之"主五癃，关格不通，利小便水道"。

还可用于咯血，血衄，吐血，咳血，尿血，血淋等。

血余，为人发烧成炭入药，可收涩止血，并有消瘀之功，故有止血不留瘀的特点。

用量 6~10g。

药理参考 能明显缩短出、凝血时间及血浆复钙时间，对多种细菌有抑制作用。

莲房 功用与血余炭同

莲房，苦、涩，温。归肝经。功能止血化瘀，通淋利尿。

应用

1. 止血 多用于月经过多，经期延长，崩漏及产后恶露不绝等出血兼瘀病证。其亦有止血而不留瘀特点，为妇科血证常用之良药。多与血余炭、蒲黄炭、大黄炭、三七等配伍，用于寒、热、虚、实血证相应方中，以加强止血之效，无留瘀之虞。

2. 通淋 以其通淋之功，可用治经期、产后和妇女平时之血淋、血尿。常与滑石、车前子、白茅根配伍，方如小蓟饮子，以通淋利尿止血。

血余炭、蒲黄、莲房均有收敛止血而不留瘀的特点，并具利水之功效。但蒲黄止血之力较血余炭、莲房强，并能止痛，较为常用；莲房、血余炭无止痛作用，此三者之异。

用量 6~10g。

岗稔根 收敛止血，止崩妙品

岗稔根，甘、微酸，平。本品为华南地区草药，其味微酸，有收涩止血之功，其性平和，可用于多种出血证。

应有

本品甘平之性，无论寒热虚实，皆可应用。如月经过多，经期延长，崩漏，胎漏下血，产后恶露不绝，肿瘤出血等证。热证

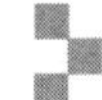

可加入清热凉血方中，如保阴煎等；寒证可加入温经止血剂中，如胶艾汤；虚证可加入益气摄血方中，如经验方固本固冲汤[41]；实证可加入泄热祛瘀剂中，如经验方清热固冲汤[28]。均可增强止血之效。也可单用本品30~60g和乌鸡、瘦肉煲汤。

用量　20~30g。

仙鹤草　收敛补虚，止血良药

仙鹤草，苦、涩，平。归肝经。功能收敛止血，补虚杀虫。

应用

本品苦涩收敛止血，其性平和，可广泛用于各种出血证。所治妇科病证及配伍大致与岗稔根相同。无论寒证、热证、虚证、实证出血，皆可应用。二者均为平和有效的止血良药，临证可选用其一。岭南地区习用岗稔根，中原及北方多用仙鹤草。《滇南本草》谓之："调治妇人月经或前或后，红崩白带。"

以其杀虫之功效，有报道本品制成栓剂，可治疗滴虫性阴道炎。此外尚有杀绦虫，治痢疾、疟疾作用。

本品又称脱力草，有补虚强壮作用，民间有用其治劳力过度所致之脱力劳伤而见倦怠、头晕、面色萎黄、纳食正常等。黄芪、党参、桂圆肉、熟地黄、当归、大枣等用其中1~2味，与之煎水或煲汤食用，以补气血之亏虚。

用量　6~10g，最多30g。

药理参考　能收缩周围血管，有明显的促凝血作用；能加强心肌收缩，使心率减慢；对绦虫、阴道滴虫、疟原虫有抑制和杀灭作用等。

棕榈炭　收敛止血，须防留瘀

棕榈炭，苦、涩，平。归肝、脾经。本品以陈年败棕作炭为佳。其味苦、涩，为收敛止血要药，其性平和，与仙鹤草相似。可广泛用于各种血证，所治妇科出血证及配伍亦如仙鹤草，可单味应用。其收敛性较强，出血多而无瘀滞者尤宜。亦可与消瘀止血药同用，以防止血留瘀，方如黑蒲黄散。

本品尚可用于赤白带下，久痢下血等证。

用量　6~10g。

药理参考　棕榈子粉的醇提取物能收缩子宫，并有一定的凝血作用。

艾叶　止血安胎、祛寒止痛要药

艾叶，苦、辛，温。归肝、脾、肾经，入胞宫。功能温经散寒，止血，止痛，安胎。

应用

1. 止血　本品炒炭有温经止血之功，用于虚寒性血证，如月经不调，崩漏，产后恶露不绝等。常与熟地黄、阿胶、白芍、荆芥炭等配伍。如经验方固冲汤[2]等。

2. 止痛　生艾叶辛香而温，能温经脉，祛寒湿以止痛。用于妇女冲任、胞宫寒凉之月经不调，痛经，产后腹痛以及宫寒不孕等。常与阿胶、地黄、白芍、当归、川芎、肉桂、吴茱萸、香附等配伍。方如艾附暖宫丸、胶艾汤等。

3. 安胎　艾叶有温脾、肾而安胎之功效。为妊娠腹痛，胎

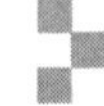

动不安，胎漏下血之要药。每与菟丝子、续断、桑寄生、阿胶、白芍、甘草等配伍。如经验方安胎固冲汤[25]。民间有用艾叶煮鸡蛋安胎经验。

艾叶可制成艾绒、艾条。灸隐白、大敦穴可止血；灸子宫、关元、三阴交穴可祛寒湿止痛经和腹痛；灸双至阴穴，配合膝胸卧位练习以纠正胎位有效。也可用于腰、四肢关节疼痛。如《本草汇言》所论："暖血温经……主妇人血气欠冷，肚腹作痛。或子宫虚寒，胎孕不育……或胎动不安。"

余曾经在某市中医院查房，该院药房无艾叶，对胎动不安，胎漏下血用其他药代之，止血效果不佳。后来促其采购艾叶炭，再用即显效果。余解释此药入胞宫而起止血安胎作用，《金匮要略》治"妇人有漏下者""有半产下血，后因续下血不绝者，有妊娠下血者……胶艾汤主之"，即是典范。当时在场医师均表信服。

病案举例　马某，30岁，有ACA阳性史，半年前过期流产而清宫，现复孕50天，1周来阴道少量出血，以先兆流产而入院。入院时查β-HCG：4320IU/L，P：22mmol/L；B超提示宫内活胎，孕6周+，孕囊下方见20mm×25mm大小暗区。即用HCG和黄体酮治疗。诊时仍有出血，腰酸，无明显腹痛，头晕乏力。舌黯红苔薄黄，脉细滑。诊断为胎动不安（先兆流产），证属肝肾不足，瘀血内留，胎动不安。治宜补肾养血，兼以活血，固冲安胎为法。用安胎固冲汤加减为治：艾叶炭10g，阿胶12g（烊化），熟地黄10g，地黄炭10g，白芍20g，当归6g，桑寄生15g，续断15g，菟丝子25g，山茱萸12g，黄芩12g，苎麻根15g，甘草6g。6剂，水煎服，1日1剂。

1周后复诊：阴道血止1天，腰酸，余如前。守方当归用

10g，加丹参10g以加强活血之功。6剂。

此后未再出血，出现恶心，复查β-HCG：25000IU/L，P：62mmol/L；B超：孕8周，宫内已无暗区，停药出院。

艾叶宜配入辨证方中使用。用以止血，应用醋炒陈艾炭。

用量 6~10g。

药理参考 艾叶能明显缩短出血、凝血时间。对子宫平滑肌有兴奋作用。

炮姜 温经，妇科止血止痛良品

炮姜，乃干姜炮制成炭，又名姜炭。苦、涩，温。归脾、肝经。具温经止血，止痛之功。入血分，长于温经止血。于妇科，凡属血寒之经期延长难净，崩漏，产后腹痛，恶露不绝，人工流产、药物流产不全出血者均用之。方如固本止崩汤、生化汤、经验方健脾固冲汤[47]等。

刘云鹏先生曾云：炮姜既可引血归经，又有温经血不留瘀之妙，因而余于虚证、寒证、血瘀出血证多用之。

还用于内科脾胃虚寒之血证，腹痛，腹泻等病证。

如《得配本草》所云："炮姜守而不走……能去恶生新，使阳生阴长，故吐衄下血有阴无阳者宜之。"

炮姜与艾叶同有温经止血止痛之功。然艾叶能安胎，炮姜无安胎作用。

用量 3~6g。

药理参考 能显著缩短出血和凝血时间，对胃溃疡有抑制作用。

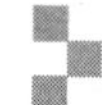

灶心土 温中止血，止吐泻

灶心土，又名伏龙肝。辛，温。归脾、胃经。功能温中止血，止呕止泻。

应用

1. 止血 其性温，能收摄止血。对脾气虚寒，不能统血之崩漏，月经过多，经期延长，妇科肿瘤放疗后便血等病证，常配党参、白术、阿胶、炮姜、附子、地黄等，方如黄土汤。

2. 止吐 其性温，质重沉降，入脾胃，有温中和胃，降逆止呕之功效。可用治中焦虚寒，胃失和降之妊娠呕吐。可配合半夏、陈皮、干姜、党参等，如六君子汤加之。也可单用本品30~40g煎水，加入姜汁少许频服，治恶阻有效。业师治妊娠恶阻，药水难下者，用旧屋上乌瓦片煎水频频饮服，以代灶心土，有良效。

还常用治内科脾气虚寒之吐血，便血，呕吐，久泻等病证。

灶心土系烧柴草之灶心土块，现多数烧煤、烧气，此物已稀少难寻，偏远山地农村或有之。业师刘云鹏先生以赤石脂代之仍有佳效。本品功在温暖中焦脾胃，相比之下，内科之吐血，便血用之更多，如黄土汤即治便血（远血）之经方，用于治溃疡病出血、黑便有佳效。

用量用法 30g。宜布包，先煎。

《本草便读》："伏龙肝即灶心土……其功专入脾胃……凡诸血病，由脾胃阳虚不能统摄者，皆可用之，《金匮要略》黄土汤即此意。"

药理参考 有缩短凝血时间，抑制纤溶酶及增加血小板活性作用，有止呕作用。

赤石脂　温涩血、带，止泻痢

赤石脂，甘、涩，温。归大肠、胃经。功能收敛止血，涩肠止泻。

应用

1. 止血　本品质重，主入下焦，味涩能收敛止血。用于治崩漏，常与生地黄、白术、阿胶、姜炭配伍。如经验方健脾固冲汤[47]，即本品为君，治脾虚阴伤之崩漏。或固本止崩汤中加之以增强收敛止血效果。

病案举例（刘云鹏先生医案）李某，45岁，近年来月经45~65天一潮，此次月经来潮至今42天未止。医生建议诊刮被拒。诊时阴道出血量多，色红，少腹不痛不胀，倦怠纳少，口干，五心烦热。舌淡红有齿痕，苔黄，脉细软。曾做B超检查未见异常。此属脾虚阴伤，冲任不固之崩漏（功能失调性子宫出血）。治宜健脾坚阴，清热固冲。用健脾固冲汤加味：赤石脂30g，生地黄10g，地黄炭10g，白芍10g，阿胶12g，黄芪30g，白术12g，甘草6g，黄芩12g，姜炭5g，旱莲草15g。5剂，水煎服。1日1剂。

第6日二诊：血止1天，精神略好，烦热减，纳少口干。舌淡红，苔薄，脉细软。守上方5剂。

此后改用补脾肾方药15剂，以复旧固本而愈。后来患者将此方抄送相似年纪之崩漏者，亦多有效。

健脾固冲汤乃刘云鹏先生之家传止崩效方，以赤石脂为主药，配入生地黄、白术、白芍、阿胶、黄芩、姜炭、甘草等，其养阴健脾，清热固冲之功，用以治中老年崩漏，色红量多，口干纳差，倦怠，小腹不痛不胀，舌红苔薄，脉虚细，属脾虚阴伤，冲任失固颇效。

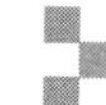

2. 止带　其温暖下焦及收敛之功，也用于肾阳虚，任带失约之赤白带下，日久不止之证。与鹿角霜、金樱子、芡实、菟丝子配伍。方如鹿角菟丝子丸加之。

3. 止泻　本品温涩收敛之性，有涩肠止泻止血作用。用妇科肿瘤放疗后腹泻便血。与禹余粮、山药、人参等配伍，方如桃花汤。

《名医别录》谓之可治“下痢赤白……女子崩中漏下”。

赤石脂与灶心土同具温涩之性，均以止血为主，兼能涩肠止泻。灶心土作用于中焦，温摄以止血，并有降逆止吐之功，可用于妊娠；赤石脂质重下沉，温涩下焦以止血，无降逆止呕之功，且妊娠慎用。此乃二者同中之异。

用量用法　30g。温热实证忌服，妊娠慎用。畏官桂。

药理参考　能吸附消化道内的有毒物及细菌毒素代谢产物，呈止泻作用，能抑制胃肠道出血，显著缩短家兔血浆再钙化时间。

小　结

血来源于水谷之精气，通过脾胃的生化输布，注之于脉，乃化为血，充养全身脏腑组织。如《灵枢·邪客》所论：“营气者，泌其津液，注之于脉，化以为血，以荣四末，内注五脏六腑。”血由心所主，藏于肝，统摄于脾，循行脉中。若血热妄行，气虚不摄，阳虚失固，手术、金刃所伤等，均可直接或间接损伤冲任、胞宫、胞络，导致各种妇科血证。

出血以血热为多，因此止血药中清热凉血止血是大类。如地榆、侧柏叶、紫珠、白茅根、苎麻根、茜草等，盖热清血凉，则沸停血止。然凉血止血易留瘀，应与化瘀药，或止血不留瘀药配伍应用。

妇科出血，多兼有瘀滞脉中，血不循经者。清热凉血，收敛涩血及炭类止血等，均能继发瘀滞为患。因此止血而不留瘀是应用止血药的原则。篇中茜草、血余炭、莲房等均有不同程度的止血不留瘀特点。但以三七、蒲黄为最，止血并能化瘀止痛。先贤张锡纯提出，三七有止血不留瘀，化瘀而不伤新的特性。《本草新编》言："三七根，止血之神药，无论上中下出血，凡有外越者，一味独用，亦效，加入补血补气药中更神。盖止药得补而无沸腾之患，补药得止而有安静之休也。"三七之用，有生、熟之分：止血，化瘀止痛用生品研末吞服；补益气血宜煎熟服用。蒲黄生用止痛，炒用止血且不留瘀，可去心腹之痛，下能达膀胱而利小便。《神农本草经》谓之："主心腹膀胱寒热，利小便止血，消瘀血。"茜草凉血止血，并能化瘀通经。血余炭、莲房则消瘀功较逊，且不止痛。除三七外，均可炒炭用，以加强止血之功，且有消瘀作用。

出血量多而急，且无瘀滞者，则需用收敛或炭类止血药以急止血。如岗稔根、仙鹤草、棕榈炭、海螵蛸等。《本草纲目》有云："棕皮收涩，若失血量多，瘀滞已尽者，用之切当，所谓涩可去脱也。"此类药之用，血止或出血减少则应停之。或配伍止血消瘀药物以防止血留瘀为患。也可配入益气摄血等方中用之，以助摄血止血。其中海螵蛸常配茜草，一行一收，相反相成。既可止血不留瘀，又能通经而不伤血。用于癥瘕等出血，瘀血崩漏、月经量多者。

脾肾阳虚，可致冲任失固，而崩漏不止，月经量多，经期延长或产后恶露不绝等。治之以温阳固涩，温经止血之味。如艾炭、炮姜、灶心土、赤石脂等。其中艾叶炒炭为温经止血之要药，具有安胎之功。其药理对子宫平滑肌有兴奋作用。正如《药性论》

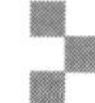

所言："能止崩血，安胎，止腹痛。"其生用以祛寒止痛见长。炮姜与艾叶同有温经止痛之功，炮姜入脾、肝经，无安胎作用。艾叶可入肾经，作用于胞宫，而有止血安胎作用，并可外用作灸法。此二者之异同。赤石脂与灶心土同具温涩之性，均以止血为主，兼能涩肠止泻。灶心土作用于中焦，温摄以止血，尚可降逆止吐，可用于妊娠。赤石脂质重下沉，温涩下焦以止血，且妊娠慎用。

本篇止血药的现代药理研究表明，均可明显缩短出血和凝血时间，有明显的止血作用。三七尚有抗血小板聚集及溶栓作用，有造血作用。仙鹤草、紫珠能收缩周围和局部血管，以促进凝血、止血作用。蒲黄、茜草、艾叶对子宫平滑肌有兴奋作用等。上述药理研究与诸药的功用效应基本相合，这在传统用药的基础上提供了一定的科学依据，拓宽了用药思路，无疑会进一步提高疗效。

第六讲　解表药

凡能发散表邪，治疗表证为主的药物，称解表药，又称发表药。

桂枝　解肌平冲，温通经脉助气化

桂枝，辛、甘，温。归心、肺、膀胱经。功能发汗解肌，温通经脉，平冲降逆，通阳化气。

应用

1. 温通经脉　桂枝有温通经脉，散寒止痛功效。不但用于治经期、产后感受风寒，也用于寒凝血滞之月经后期，经量过少，闭经，痛经，产后腹痛，癥瘕等而见恶寒肢冷，腹痛不温，舌淡苔白者。常与当归、川芎、白芍、吴茱萸配伍，方如温经汤、当归四逆汤。用治闭经，与桃仁、大黄等配伍，方如桃核承气汤。用治癥瘕，常与桃仁、茯苓、三棱、莪术配伍，方如桂枝茯苓丸。《本草纲目》载："桂枝性辛散，能通子宫而破血。"

2. 降逆止呕　本品具有温中降逆之功，能用于妊娠恶阻，与白芍、生姜、大枣同用，方如桂枝汤。

3. 调和营卫　桂枝善于宣阳气于卫分，畅营血于肌表，有

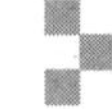

调和营卫之功。妇女围绝经期综合征、病后、手术后、妊娠产后等，常见有乍寒乍热、出汗等营卫不和症候，可用桂枝配伍生姜、大枣、白芍、黄芪等，如用桂枝汤加味治之。

病案举例 陈某，35 岁，妊娠 7 周，恶心呕吐较甚，饮食难进，倦怠乏力，时冷时热，汗出，舌淡红，苔白，脉缓滑。B 超提示：宫内活胎 7 周 +，可见心管搏动。诊断为妊娠恶阻，证属脾气虚弱，胃失和降，营卫失调。治宜和胃降逆，调和营卫。方用桂枝汤加味：桂枝 10g，白芍 10g，甘草 6g，大枣 10g，生姜 10g，党参 12g，陈皮 10g，法半夏 10g。5 剂。药后诸症明显减轻，停药后逐渐复常。

4. 通阳化气 本品入膀胱经，助其气化，以行水湿痰饮。用于妇女经期、妊娠以及平时浮肿少尿等。常与白术、茯苓、猪苓等配伍，方如五苓散或加入五皮散中应用，以利尿消肿。妇女癥瘕，盆腔囊肿、积水等，与茯苓、甘草、桃仁、防己、大黄、葶苈子等配伍，如经验方温阳利水通管汤[42]。

还常用于发汗解肌。本品辛、温，入肺与膀胱经，能助卫气、发散肌表风寒，但发汗之力较麻黄缓和。适用于外感风寒，发热恶寒等表证，不论有汗无汗均可用之。如表实无汗，常与麻黄同用，以发汗宣肺解表，如麻黄汤；若表虚有汗，则与白芍同用，以调和营血，发汗解肌，如桂枝汤。亦用于经期、产后感受风寒，头痛恶寒，发热，汗出干咳者。此外还用于寒湿痹病，胸痹心悸，痰饮水肿，腹中寒痛等病证。如冠心病，消化性溃疡，心脏性、肾脏性水肿，心律失常，风湿性关节痛等。

桂枝之性，辛散温通，甘温助阳，发散风寒，调和营血，温通经脉，散寒止痛，通阳化气。助心阳，通血脉，并能横行于臂以祛风散寒，通痹止痛。温肾阳，助膀胱气化以行水湿痰饮等。

桂枝不仅是解表药，用以治风寒表证，也能温通血脉，更多用于妇科月经病、妊娠病以及产后病、杂病等证，是一味妇科良药。不仅如此，还广泛用于内科多种疾病，功效显著。

用量用法 3~10g，煎服。外感热病，阴虚火旺，血热妄行等证忌用。孕妇及妇科血证慎用。

药理参考 可刺激汗腺分泌，扩张皮肤血管，通过发汗、散热而起解热作用。促进胃液分泌，帮助消化。解除内脏平滑肌痉挛。强心，利尿，改善血液循环。有镇痛，镇静作用。对多种流感病毒均有抑制作用。

荆芥 祛风解表，炭可止血

荆芥，辛，微温。归肺、肝经。功能祛风解表，透疹止血。

应用

1. 止血 荆芥炒炭，苦温平和，入血分以止血，可用于多种妇科血证。如月经过多，经期延长，崩漏，胎漏，胎动不安等。常与地黄、白芍、当归、阿胶等配伍。方如黑蒲黄散、经验方安胎固冲汤[25]。

2. 解表 刘云鹏先生认为，荆芥味辛，微温不燥，芳香轻扬辛散，是发散风寒药中最为平和者。既可用于风寒表证，亦可用于风热表证。用治经期、妊娠、产后风寒感冒，与防风、羌活、生姜配伍，方如荆防败毒散；风热感冒，与银花、连翘、薄荷等配伍，方如银翘散。

根据不同配伍还可用于吐、衄、便血等。本品尚能用治宣散疔毒，疮疡初起有表证者。麻疹初起，疹出不畅，风疹湿疹等病证。

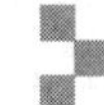

用量用法 5~10g，不宜久煎。发散风邪宜生用，止血宜炒炭用。

药理参考 可增加皮肤血液循环，促进汗腺分泌，有微弱的解热作用。对多种细菌、皮肤真菌均有一定抑制作用。生品不能明显缩短出血时间，而荆芥炭则能使出血时间短。

防风 治风通用，调节免疫

防风，辛、甘，微温。归膀胱、肝、脾经。功能祛风解表，胜湿止痛，止痉。

应用

1. 扶正祛邪 本品发表作用温和，对妇女卫气不足，肌表不固和经行、产后、绝经前后及平时经常感受风邪、自汗恶风者，与黄芪、白术等配伍。轻者如玉屏风散，重者用补中益气汤加防风。

妇女免疫性不孕，属脾胃气血亏虚者，常配入相应方中以扶正祛邪，如经验方河车毓麟汤[43]。用防风有抗过敏，提高免疫功能作用。又能治土虚木乘之经期、产后腹痛、腹泻，与白术、白芍、陈皮配伍，如痛泻药方。

2. 祛风止痒 本品能祛风止痒，治疗妇女经行、妊娠风疹块，痒疹。风寒、风热、湿热证均可用之，以消风散加减为治。风寒者配入麻黄；风热者配入薄荷、金银花；湿热者配入土茯苓、白鲜皮、赤小豆等；血虚生风者，与当归、白芍、生地黄、黄芪等配伍，方如当归饮子；兼里实热结，二便不利者，与大黄、黄芩、滑石等配伍，方如防风通圣散（妊娠禁用）。

3. 祛风解表 本品辛散微温，甘缓不急不躁，长于祛风解表。前人称之为“风药中润剂”,不长于散寒但可胜湿。外感风寒、风热、风湿表证均可用之。妇女经期、妊娠、产后感冒，风寒表证，头身疼痛，发热恶寒，鼻塞，流清涕等，与荆芥、生姜等配伍，方如荆防败毒散；风热表证，发热恶风，鼻塞流涕，口渴咽痛等，常配伍薄荷、牛蒡子、金银花、连翘等，如银翘散加之；外感风湿，头痛身重等，与羌活、川芎、藁本等同用，方如羌活胜湿汤。

本品尚能胜湿止痛，“祛除经络中留湿”，治风寒湿痹，热痹之关节、腰膝疼痛。此外又能息风止痉，用于治破伤风。

防风长于祛风，为“治风之通用药”，然而其性缓和，临床多随不同配伍而发挥作用,见上述诸病证。如《本草汇言》所云:“为卒伍之职,随引而效,如无引经之药,亦不能独奏其功。故与芎、芷上行，治头目之风；与羌、独下行，治腰膝之风；与当归治血风；与白术治脾风……与芩、连治热风。”

药理研究表明，防风抑制免疫反应，增强免疫功能，有抗过敏作用。其所治病证，多与过敏有关，如外感表证之鼻塞流涕，喷嚏，风疹瘙痒等。其配合于扶正药中，以扶正祛邪，即是抑制免疫反应，以增强免疫功能。临床功效证明，如玉屏风散、补中益气汤，确能提高人体抵抗力，预防、减少感冒复发，皮肤痒疹等皮肤病多用之能祛风止痒。经验方河车毓麟汤[43]，常加用防风治疗抗精子抗体升高等免疫性不孕，愈者颇众。

防风与荆芥性味特点、功效相同，主治病证相近。但防风祛风之力强于荆芥，为“治风之通用药”，又能胜湿，止痛，止痉；荆芥质轻芳香，透表发汗之力较防风强，又能止血，消疮。二者常相配伍使用，相辅相成。

病案举例　彭某，28岁，3年未孕，因输卵管阻塞行IVF-

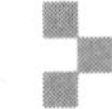

ET 2 次均失败。在当地做相关检查，未发现明显异常。月经常35~40 天一潮，量少，5 天净，轻度腹痛 1 天。经常感冒，头昏倦怠，睡不安神，腰酸，便溏，白带不多。舌黯淡，苔薄，脉弦细无力。查免疫三抗：AsAb 450IU/mL，EmAb（－），ACA（－），诊断为原发性不孕（抗精子抗体免疫性不孕）。证属脾肾阳虚，气血不足。治宜补益脾肾，益气养血。方用河车毓麟汤加减：紫河车 15g，黄芪 30g，党参 15g，白术 15g，防风 10g，茯苓 10g，熟地黄 15g，当归 12g，白芍 10g，川芎 10g，淫羊藿 10g，杜仲 15g，菟丝子 25g，丹参 15g，鹿角霜 15g，甘草 6g。15 剂。水煎服，1 日 1 剂。注意避孕。

二诊：精神好转，大便已调，白带减少，余证减轻，舌脉如上。守上方 15 剂。药服完后，在当地复查 AsAb 110IU/mL，月经 32 天一潮，量增。在家调养 3 月后，再行 IVF-ET 成功。

用量用法　6~10g，煎服。阴虚内热，热病动风者不宜用。

药理参考　有明显的解热，镇痛，抗菌，及抗炎，镇静，抗惊厥作用。对多种细菌有不同程度抗菌、抑制作用。有抗过敏作用，有提高小鼠腹腔巨噬细胞的吞噬酚率和吞噬指数，因此对免疫功能有增强作用。

紫苏叶　解表散寒，宽中止呕

紫苏叶，辛，温。归肺、脾经。具有解表散寒，行气宽中之功。

应用

1. 发散解表　本品辛温发散，发汗解表散寒较为缓和，用治经期、妊娠、产后、更年期和平时感冒风寒，肺失宣降之恶寒、胸闷、咳嗽、舌苔白者等。与陈皮、杏仁、桔梗配伍，方如杏苏散。

仅是恶寒无汗轻证，亦可单用煎服。

2. 止呕安胎　本品味辛能行，气香醒脾，对肝热犯胃之妊娠恶阻，呕吐酸、苦水，胸胁痛者用之。与竹茹、半夏、陈皮、黄连等配伍，方如黄连苏叶汤以清肝和胃，止呕安胎。中焦虚寒，胎气上逆者，与砂仁、陈皮、半夏、生姜等配伍，方如六君子汤加苏叶、砂仁，有止呕安胎之效。

3. 行气宽中　本品具行气，宽中之功，用于妇女七情郁结，痰凝气滞之梅核气，与半夏、厚朴、茯苓、郁金、素馨花等配伍，方如半夏厚朴汤加味。

也可用于内科脾胃气滞之胃脘胀痛，与香附、陈皮等配伍，方如香苏散。尚可解食鱼蟹中毒而腹痛呕泻，单用苏叶或配生姜、陈皮、生甘草煎服。

用量用法　6~10g。不宜久煎。表虚汗出及热病慎用。

药理参考　煎剂有解热作用，及促进消化液分泌，增进胃肠蠕动的作用。能缩短凝血时间和凝血活酶作用，并有一定抗菌作用。

附：苏梗　性味与苏叶相近，无发汗解表之功，长于理气宽胸利膈。

生姜　发汗解毒，“呕家圣药”

生姜，辛，温。归肺、脾、胃经。具有解表散寒，温中止呕，解毒之功。

应用

1. 解表散寒　本品辛散温通，能发散风寒以解表，但力较弱。用治经期、妊娠、产后、更年期及平时外感风寒，见微热，恶寒，

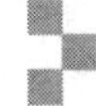

无汗，舌薄白，脉浮者，常与桂枝、荆芥、防风、大枣配伍，方如桂枝汤。轻证可单用生姜配红糖、葱白煎服以发汗散寒。若风寒袭肺见恶寒头痛无汗，咳喘者，常与麻黄、杏仁等配伍，方如三拗汤。

2. 止呕　本品有温中和胃，降逆止呕之功。不论寒证、热证，均可配用之。对妊娠恶阻，呕吐清涎，不思饮食，舌苔薄白或有乍寒乍热，出汗等营卫不和者，常与半夏、桂枝、大枣等配伍，方如桂枝汤、香砂六君子汤等。若呕吐酸水、苦水，口苦口渴，舌红苔黄之肝胃热盛者，常配黄连、苏叶、竹茹等，方如温胆汤、黄连苏叶汤。呕兼虚热者，与人参、橘皮、竹茹配伍，方如《金匮要略》橘皮竹茹汤。《药性论》谓之："主痰水气满、下气，生与干并治咳嗽、疗时疾，止呕吐食不下。"

3. 止痛　用于寒凝冲任胞宫之痛经，甚至呕吐者。多配伍桂枝、吴茱萸、当归、白芍等，以助止痛止呕之功效。方如温经汤、当归四逆加吴茱萸生姜汤等。

4. 调和营卫　用于体虚，手术后、妊娠、绝经前后乍寒乍热，汗出之营卫不和证。常与桂枝、白芍、甘草、大枣同用，方如桂枝汤。

此外，也用于治脾胃虚寒之胃脘疼痛等痛证和解毒。半夏、南星多用姜制以减轻毒性，误服生半夏、生南星，以及鱼蟹等中毒而见口舌麻痹，腹痛吐泻者，即用生姜煎服解毒。

用量用法　3~10g。煎服。热盛及阴虚内热者忌服。

生姜药食同用，长于散寒止呕，然多是配入相应方中以增散寒止痛止呕之效。

药理参考　促进消化液分泌，保护胃黏膜。有扩张血管，解热，镇吐，抗溃疡，保肝，利胆，抗菌作用，对部分细菌、藓菌、阴道滴虫有不同程度的抑杀作用。

附：生姜汁 生姜捣碎绞汁，辛微温，主要用于止呕，对妊娠呕吐，药水难下者，于服药前取姜汁数滴于舌上，数分钟后即可服药。呕吐不剧者，将姜汁兑入药中缓缓频服，可减轻呕吐。也可用于中风昏厥，痰涌者。

生姜皮 生姜外皮，性味辛凉。功专利水消肿。用于水肿，小便不利，常与茯苓皮、大腹皮、陈皮等同用，方如五皮散。业师刘云鹏先生常以此方为主，以治多种水肿。

麻黄 平喘利水，发汗“发表第一药”

麻黄，辛、微苦，温。归肺、膀胱经。功能发汗解表，宣肺平喘，利水止痒。

1. 利水消肿 用于经行水肿。症见面目或肢体浮肿，腹胀纳减，小便短少，兼见恶寒咳喘表证等。与陈皮、生姜皮、茯苓等配伍，方如五皮散加麻黄以宣肺解表，行气利水。

2. 祛风止痒 用于妇女经期，妊娠身痒，皮疹风团块者。常用于养血消风之方中，加生麻黄 6g，有佳效。

麻黄系辛温发汗力强的发散风寒药，并具平喘，利水功效。多用于内科、儿科之支气管炎，肺炎，肾炎等，并可用治阴疽，流痰等。然而在妇科用之却不多。

用量用法 3~10g。发汗解表宜生用，止咳平喘多炙用。麻黄配桂枝则发汗力强，不配桂枝，小量短时期使用，亦较安全。辨证准确，配伍适当，少有过汗之弊。但表虚自汗，阴虚盗汗，肺肾虚喘、水肿者禁用或慎用。

药理参考 刺激汗腺分泌而致发汗，有解热作用。有抗过敏

作用。有显著利尿作用。对支气管平滑肌有显著解痉、镇咳作用。能兴奋心脏，收缩血管，升高血压。对中枢神经系统有兴奋作用，可引起失眠不安。对多种细菌、白色念珠菌、甲型流感病毒有不同程度的抑制作用。

薄荷 发散风热、疏肝要品

薄荷，辛、凉，归肺、肝经。具有疏散风热，疏肝行气之功。

应用

1. 疏散风热 本品辛凉发散之性较强，为疏散风热要药，有一定的发汗作用。用于经期、妊娠、产后外感风热，温病初起、邪在卫分之发热恶风寒、头痛咳嗽和风疹瘙痒等。常与金银花、连翘、牛蒡子、荆芥、桑叶等配伍。方如银翘散、桑菊饮。也用于温毒痄腮、目赤、喉痛等病症。与黄芩、黄连、玄参、板蓝根等配伍，方如普济消毒饮，上清头目而利咽喉。

2. 疏肝行气 本品能疏肝行气，常用于妇女肝郁气滞，胸胁胀满，抑郁不舒，经行发热，月经不调，不孕等证。与柴胡、当归、白芍等配伍，方如逍遥散。

薄荷，辛能发散，凉能清热，为疏散风热、发汗之要药，主要用于外感风热，温病初起、邪在卫分以及温毒上攻等病证。非妇科主要用药，但其入肝经，清轻舒畅，顺肝之性，有疏肝行气之功。在妇科常用方逍遥散中，少佐薄荷，助柴胡疏肝、解郁、行气、散郁热，以增强该方之功效。《医学衷中参西录》载："服之能透发凉汗，为温病宜汗解之要药。若少用之，亦善调和内伤，治肝气胆火郁结作痛。"

用量用法 3~6g。煎剂宜后下，不宜久煎。体虚多汗者慎用。

药理参考 可兴奋中枢神经系统，扩张肌肤血管，促进汗腺分泌，而起到发汗、解热作用。对多种细菌、病毒有抑制作用。有利胆，消炎，止痛，止痒等作用。

柴胡 疏肝解郁，和解少阳第一药

柴胡，苦、辛，微寒。归肝、胆经。功能解表退热，和解少阳，疏肝利胆，升举阳气。

应用

1. 和解退热

（1）用治妇女经期外感发热，热入血室，子宫内膜异位症之经行发热，热与血结者，多见往来寒热或腹痛等证。与生地黄、桃仁、山楂肉、牡丹皮、当归等配伍，方如陶氏小柴胡汤（《温热论》），以和解少阳瘀热。

（2）治疗产后、手术后发热，泌尿系、胆系等感染发热。与黄芩、半夏、甘草、党参等配伍，方如小柴胡汤以和解退热。

（3）用治急性盆腔炎之腹痛发热，与大黄、枳实、白芍等配伍，方如大柴胡汤以疏泄肝胆郁热。

2. 疏肝理气

（1）用于痛经属肝郁血瘀者，症见经行不畅，心烦口苦，腹痛，胸胁、乳房胀痛等。与当归、白芍、香附、郁金、桃仁、红花等配伍，方如宣郁通经汤、血府逐瘀汤加减等。

（2）用治属肝郁气滞之经前乳胀者，症见月经不调，乳胀胁痛，喜叹息等。与益母草、香附、当归、白芍等配伍，如师传经验方调经1号[15]。

（3）经期、绝经前后心烦不宁，太息胁痛，舌红苔薄，脉弦

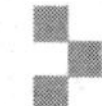

细或数者，与当归、白芍、生地黄、麦冬等配伍，如经验方养阴疏郁汤[44]等，以疏肝养阴清热。

3. 调经种子　用治肝郁不孕，症见不孕，抑郁不舒，喜太息，胸胁胀痛，月经不调等，与当归、白芍、香附、素馨花、枸杞子、熟地黄配伍，如经验方解郁种玉汤[22]。

4. 疏肝止血

（1）用治崩漏，经期延长，出血时多时少，伴胸、乳、胁、少腹胀痛，脉弦等。常与白芍、当归、白术、生地黄、三七等配伍，方如平肝开郁止血汤。

（2）用于肝郁化火之胎漏，与牡丹皮、栀子、白芍、生地黄、苎麻根等配伍，如经验方安胎逍遥饮[34]以疏肝清热，止血保胎。

5. 升举阳气　本品能升举脾胃清阳，用治脾气虚弱之月经先期，月经过多，崩漏；中气下陷之中期滑胎，子宫阴道壁下垂及气虚过劳发热等。症见崩漏，月经先期，月经过多以及少腹及前阴下坠，头昏气短，倦怠食少，舌淡脉虚，或低热等。与黄芪、人参、升麻、当归等配伍，方如补中益气汤。柴胡用于方中，以助人参、黄芪升举下陷之力，退热之效。

亦多用治内脏下垂，脱肛，重症肌无力等。本品辛散苦泄，寒可退热，能疏散少阳半表半里之邪。适用于伤寒，温病，感冒表证，或邪入少阳半表半里证。

子宫内膜异位症，于经行发热较为常见，其特点是经前寒热往来，经血量多，腹痛等。属热伏血室，与血相结。余每用小柴胡汤加桃仁、牡丹皮、赤芍、当归等，一般1~2剂即寒热退。继用活血化瘀止痛之剂为治。

病案举例　（刘云鹏先生医案）张某，40岁，近3月来每于经前3天发热，呈往来寒热，月经7/32天，经量多，痛经较重，伴呕吐，口苦而干。诊时发热1天，舌黯有瘀点，苔薄黄，脉弦。1月前B超检查提示左侧“子宫内膜异位”，妇科检查提示阴道后穹窿有绿豆大小痛性结节，子宫后位，常大，不活动，附件左侧可触及约25mm×20mm大小囊肿，右侧（-）。患者打算过段时间手术，要求中医诊治。诊断为经前发热，痛经(子宫内膜异位症)。证属瘀热内留于少阳半表半里。治宜和解少阳为先。方用小柴胡汤加减：柴胡12g，黄芩10g，法半夏10g，甘草6g，生姜10g，大枣10g，丹参20g，赤芍15g。2剂，水煎服，1日1剂。

二诊：寒热退，月经来潮，量多，腹痛较剧，未作呕吐。舌脉如前。改用隔下逐瘀汤加味：当归10g，川芎10g，赤芍10g，桃仁10g，红花10g，五灵脂12g，蒲黄10g，枳壳10g，延胡索15g，牡丹皮10g，甘草6g，血竭5g，三七粉6g（吞服）。7剂。

此后经前服初诊方2~3剂，经期、经后服二诊方7~10剂。经前发热未作，痛经明显减轻，3个月后手术，术后仍用二诊方加减调理月余，恢复良好。

柴胡散邪升阳之功众所周知，其降泄之性论及甚少。其辛行，疏利肝、胆、三焦气机，善泄，下行津液，能通降腑气。临床有些妇女经常数日大便不行，或行而不畅，或干稀失调。经期则大便调畅，经后复如故。此多因肝失疏泄，气机郁滞而然，经期肝气暂疏之故。用逍遥散或经验方调经方[15]柴胡用12g，可获大便调畅之效。又如用血府逐瘀汤者多有大便通行，而用桃红四物汤则通便之效不如之。此皆柴胡于中助其疏泄下降之力使然。所以柴胡既能散能升，又能降能泄，诚为妇科之良药。正如《神农本草经》所言：“味苦，平。主心腹胃肠中结气，饮食积聚，寒热邪气，推陈致新。”然而热结，气结之大便秘结非其所宜。

柴胡有北、南之分，北柴胡主要用于和解少阳，退热治疟，

升阳疏肝；南柴胡性较柔和，主要用于疏肝解郁。

用量用法 3~10g。阴虚阳亢，肝风内动，阴虚火旺，气上逆者不宜用。

药理参考 柴胡具有解热，镇痛，镇静，镇咳等广泛的中枢抑制作用。有抗炎作用。有抗脂肪肝，降低转氨酶，抗肝损害，利胆，降胆固醇作用。能兴奋肠平滑肌，抑制胃酸分泌，抗溃疡。有抑制疟原虫、结核杆菌、流感病毒作用和增强免疫功能作用。

小 结

本类药均有发汗解表，祛邪外出的作用。然而又可用于治疗妇科疾病。发汗解表药中有强弱程度不同，又有辛温，辛凉之分。其中以麻黄辛温发汗最强，兼有平喘利水之功，且能治疗过敏性皮肤病，不过妇科疾病用之甚少。紫苏、薄荷次之，此二者以发汗解表为主，也能用于妇科少数疾病，仅为佐使。但紫苏尚有安胎止呕、宽中行气之功。如《本草纲目》所云："行气宽中、消痰、利肺……定喘安胎。"发汗解表之力和缓者如荆芥、防风。二者辛，微温，不论风寒、风热、风湿表证均可配用。荆芥炭能止血，用于崩漏，胎漏等多种妇科血证。防风配入益气扶正剂中，能扶正祛邪，有抗过敏、提高免疫功能作用，多用于经行、妊娠、产后、绝经期经常自汗和免疫性不孕，经行风疹身痒等病症。生姜发汗解表之力较好，并长于温中和胃，降逆止呕，多用于妊娠恶阻，不论寒证、热证、虚证皆有显效，且能解毒。正如《千金备急要方》之谓："凡呕者，多食生姜，此是呕家圣药。""治食鱼脍不消，解半夏毒。"

上述诸药均以解表为主，在妇科用之不多，用之亦非主药。

若论解表药用于妇科疾病较多者为桂枝，其不仅属解表药，用于风寒表证，也是温通经脉、通阳化气、降逆止呕、调和营卫、散寒止痛等里证良药。更多用于妇科经、孕、产、杂病。正如《本经疏证》所论："用之之道有六：曰和营，曰通阳，曰利水，曰下气，曰行瘀，曰补中。其功之最大，施之最广。"解表药在妇科中用之较多者莫过于柴胡，其解表退热，和解少阳之功，不但用于伤寒温病邪入半表半里，也用治热入血室，以及内伤发热。其疏肝解郁，理气升阳之长，更是应用广泛。如月经不调，闭经，崩漏，妊娠，产后，不孕以及妊娠中期滑胎流产等，是不可或缺之要药。《本草纲目》谓之："治阳气下陷……胆气寒热，妇人热入血室，经水不调。"柴胡不但具有能散能升之性，其降泄之功亦不可没。不论外感内伤，因肝胆气郁，疏泄不行之大便难者，柴胡于调理气血方中，助其疏泄之力而显效果。故而柴胡既是解表妙品，更是妇科要药！

药理表明，此类药具有不同程度的发汗、解热、镇痛、抑菌、抗病毒及抗过敏，调节免疫功能，以及平喘、利尿、止呕、止血作用。

第七讲　祛湿药

凡能通利水道，祛除湿邪，治疗水湿内停病证的药物称祛湿药，又称利水渗湿药。此类药大都行气分，多为妇科病证辅助药物。

藿香　芳香化湿，治内伤外感之妙品

藿香，辛，微温。归脾、胃、肺经。有解表化湿，和中止呕之功。其气味芳香，能化湿浊，又能解表湿。

应用

1. 解表化湿　可用治妇女经期、妊娠、产后之内伤饮食，外感寒（暑）湿之感冒。症见发热恶寒，头痛无汗，胸闷呕吐，腹痛泻痢，舌苔白腻，脉浮数。与苍术、苏叶、白芷、茯苓、陈皮等配伍，方如藿香正气散，以解表化湿，理气和中。并可用治湿温初起，邪在上焦，发热，恶寒，倦怠，胸闷，口腻，舌苔白腻，脉濡缓者，方如藿朴夏苓汤（《感证辑要》），以解表化湿。如《本草正义》所言："藿香，清芬微温，善理中州湿浊痰涎，为醒脾快胃，振动清阳之妙品……芳香而不嫌其猛烈，温煦不偏于燥热，能祛除阴霾湿邪，而助脾胃正气，为湿困脾阳，倦怠无力，饮食不甘，舌苔浊垢者最捷之药。亦辟秽恶，解时行疫气。"

病案举例　业师曾治田某，26岁，妊娠12周，昨晚至今呕吐、泄泻4次，发热（38℃）略恶寒，胸闷不思食，倦怠，舌淡红，苔白腻，脉浮滑。证属外感暑湿，内伤饮食。治宜化湿解表，和中消滞。方用藿香正气散加减：藿香10g，苏叶6g，陈皮10g，茯苓10g，苍术10g，法半夏10g，神曲10g，桔梗6g，甘草6g，厚朴10g，车前子10g，生姜10g。2剂，日1剂，水煎服。患者电话相询，服完1剂后寒热退，吐泻止，惟胸闷、纳谷不馨，是否停药？嘱其继续服第2剂，药尽而愈。

2. 和中止呕　可用治妊娠恶阻。脾虚之体，妊娠之后益虚，水湿失运而内停，胃失和降而恶阻。水乡湿地，雾瘴之区，尤是如此，常见舌苔白厚而腻。余于此证，用六君子汤恒加藿香一味可获良效。盖藿香芳香化湿，祛秽浊，具有和中止呕之功，用于此证，颇合其性。若胃寒停饮者，加入小半夏加茯苓汤中；湿热痰阻者，加入黄连温胆汤中，均可增强和中止呕之功。故《图经本草》称其为“治脾胃吐逆，为最要之药”。

用量用法　5~10g，鲜品加倍。阴虚血热者不宜用。

药理参考　能促进胃液分泌，增强消化功能，对胃肠有解痉作用。有防腐，抗菌，收敛止泻，扩张微血管而略有发汗作用。

苍术　健脾燥湿，止带调经之良药

苍术，辛、苦，温。归脾、胃、肝经。功能健脾燥湿，调经止带，发汗止泻。

应用

1. 止带　本品苦温燥湿，辛香健脾，化浊升清，以止带下。脾气虚弱，运化失司，清阳不升，湿浊下陷，损伤任带而失其固

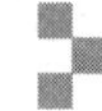

约之职，发为带下。症见带下量多，色白或淡黄，质稀，神疲倦怠，纳少便溏，舌淡苔白，脉缓弱者，常配人参、白术、山药、柴胡、陈皮、车前子等，方如完带汤。本品在方中增强燥湿健脾升阳之功。若脾虚失运，痰湿下流，任带失约之带下稠浊，或黄或白，胸闷纳差，舌淡红，苔白腻，如小腹、前阴下坠者。以本品与白术、半夏、陈皮、茯苓、升麻、柴胡相配，刘云鹏先生用加味苍白二陈汤，燥湿升清，化痰止带，每获良效。亦用于治湿热伤及下焦之慢性盆腔炎、腹痛、带下黄臭、癥瘕者。与黄柏、牛膝、薏苡仁、败酱草、椿根皮、丹参、赤芍等配伍，方如四妙丸加味（《成方便读》），以清热燥湿活血。

2. 调经　常用于肥胖妇女痰湿脂膜，壅滞冲任、胞宫之月经不调、闭经（多囊卵巢综合征）。与半夏、陈皮、茯苓、山楂、香附等配伍，方如苍附导痰丸，以燥湿化痰，理气调经。此类病症或伴有高血糖，苍术在其中既健脾燥湿化痰，亦有降糖之功效。

3. 发汗　本品辛香燥烈，能发汗，祛解肌表寒湿，尤长于祛湿。用于妇女经期、妊娠、产后内伤外感之感冒。证候方药配伍，见藿香篇。

4. 止泻　本品能健脾燥湿，升清止泻。用于妊娠、产后、饮食损伤胃肠之湿热泄泻。与黄芩、白芍、陈皮、厚朴、猪苓、茯苓、木香等配伍，方如四苓芩芍汤加减（《温病条辨》），以健脾利湿，清热理气止泻。还可用治风湿痹痛、湿热痿证以及夜盲等。

苍术苦温燥湿，健脾和胃，通治表里三焦之湿邪。发汗以解上焦表湿，健脾止带止泻则中、下焦并治。与白术比较：二者均是健脾燥湿药，但白术偏重健脾，有利尿作用，无发汗之功；苍术偏重燥湿，无利尿之功，但有发汗作用。《玉楸药解》："白术守而不走，苍术走而不守，故白术善补，苍术善行。其消食纳谷，止呕住泄，亦同白术，而泻水开郁，则苍术独长。”

用量用法 6~10g。阴虚内热，汗多者忌用。

药理参考 有促进胃肠运动作用。对胃平滑肌有微弱的收缩作用。有降血糖作用，同时具有排钠、钾作用，但尿量并不明显增加。

茯苓 利水健脾宁心，妇科良药

茯苓，甘、淡，平。归心、脾、肾经。功能利水渗湿，健脾宁心。

应用

1. 利水渗湿 本品性味甘淡，甘能补中，淡能渗湿，药性平和。较广地用于妇科经、带、胎、产、杂病，虽不是主药，但亦为不可缺少之要药。如治疗月经不调，闭经，崩漏，月经期前后、绝经前后诸症之清经散、逍遥散、归肾汤、人参养荣汤、加味导痰汤、经验方定眩汤[45]，以及治疗经行浮肿，泄泻之肾气丸、健固汤等；治疗带下病之止带汤、知柏地黄汤；治疗妊娠病中之恶阻，腹痛，子肿，子淋等病之六君子汤、当归芍药散、白术散、加味五淋散等；治疗杂病中之癥瘕，不孕症等之桂枝茯苓丸、毓麟珠等。方中都有用茯苓，随不同配伍而发挥其健脾利水作用。《用药心法》：“茯苓淡能利窍，甘以助阳，除湿之圣药也。味甘平，补阳，益脾逐水，治水健脾。”

2. 健脾宁心 本品甘、淡，入脾胃而健脾补中，善治妇女年老、体弱、病后、手术后及血证等之脾虚胃弱，食少泄泻。与人参、白术、陈皮、甘草、山药等配伍，方如异功散、参苓白术散。治疗气血亏虚，倦怠气短，心悸失眠等，与黄芪、当归、白术、远志、酸枣仁、甘草、人参等配伍。方如人参养荣汤以补益气血，宁心

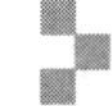

安神。

此外，以其有利水消肿，健脾宁心之功，也多用于内、儿科肾病、心脏病和营养性水肿等以及痰饮诸病。

茯苓利水渗湿，和中健脾，利而不伤，为利水祛湿之要药。如《世补斋医书》："茯苓一味，为治痰主药。痰之本，水也，茯苓可以行水。痰之动，湿也，茯苓又可行湿。"

用量　10~15g。

药理参考　有缓慢而持久的利尿作用，尿中排出钠、氯、钾离子也增多，可能是与抑制了肾小管的重吸收有关。能降低胃液分泌，对胃溃疡有抑制作用。有镇静，降血糖，增加心脏收缩作用。有提高免疫功能，抗肿瘤作用。

附：茯神　为茯苓中心有细松根者，功同茯苓，擅长宁心安神。心神不安，心悸不宁用之。

茯苓皮　为茯苓的外皮，功专利水消肿，多用治水肿。

泽泻　祛湿热泄肾浊，利水止带

泽泻，甘，寒。归肾、膀胱经。有较强的利水渗湿之功，并有泄热作用。在妇科虽不如茯苓应用得广，但也属常用之品。

应用

1. 止带　用治湿热下注之带下阴痒。常与茯苓、猪苓、车前子、茵陈、柴胡等配伍，方如龙胆泻肝汤、止带汤等，以清热利湿止带。

2. 止痛　用治肝脾失调之慢性盆腔炎，妊娠腹痛等。与当归、白芍、白术、茯苓配伍，方如当归芍药散等。本品虽不能止痛，但能助健脾、活血药以止痛。

3. 止晕　用治经行、妊娠眩晕属肝肾阴虚，水不涵木者，与熟地黄、枸杞子、菊花、山茱萸等配伍，方如杞菊地黄丸；经行眩晕属脾虚风痰者，与陈皮、半夏、茯苓、天麻、白术、人参、苍术等配伍，方如《脾胃论》之半夏白术天麻汤加减。

4. 止泻　用治妊娠湿热损伤脾胃之腹泻。与白术、猪苓、茯苓、黄芩、白芍等配伍，方如四苓芩芍汤等。泽泻在其中起利水清热之作用。

5. 止淋　本品性寒，入肾与膀胱，既能清利膀胱湿热，又能泄肾浊，用于治手术后、经期、妊娠产后湿热下注膀胱之淋证，与车前子、茯苓、当归、甘草、白芍、栀子等配伍，方如加味五淋散。

肾为水脏，肾气虚馁易导致水浊停滞。泽泻利湿泄浊，助熟地黄补肾而防滋腻恋邪。仲景肾气丸、钱氏六味地黄丸均用之为配以泄肾浊。

还常用治内儿科杂证之眩晕、小便不利、浮肿、泄泻、痰饮停积等病证。

泽泻与茯苓均有利水渗湿作用，常配伍相须为用。然泽泻能泻下焦肾浊及膀胱湿热，有泻无补；茯苓能健脾宁心，有泻有补。泽泻利尿作用强于茯苓。此二者之异同。

用量　6~10g。

药理参考　有利尿作用，增加尿素与氯化钠的排泄，对肾炎患者的利尿作用更为明显。有降血压、降血糖及抗脂肪肝作用。对某些细菌有抑制作用。

车前子　利水渗湿，能止带止泻

车前子，甘，微寒。归肝、肾、肺、小肠经。功能利水通淋，

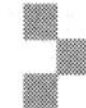

渗湿止泻，祛痰，明目。

应用

1. 利水种子 本品可入肾而利水。种子效方五子衍宗丸在大量补肾益精之品中配以车前子之意，即以其入肾而利水泄浊，使全方补而不滞，滋而不腻，相辅相成，以奏种子毓麟之效。

2. 利湿止带 用于脾虚湿注，任、带脉失约之白带，配人参、白术、山药、甘草、柴胡等，方如完带汤；湿热虫毒下注，损伤任、带之黄带、赤白带下、阴痒等，与茯苓、泽泻、黄柏、栀子、龙胆草、黄芩等配伍，方如止带汤、龙胆泻肝汤、付氏易黄汤等。

3. 利水通淋 用于妊娠、产后、手术后湿热下注膀胱之小便淋痛不畅。与栀子、赤茯苓、当归、甘草梢、生地黄、木通、滑石等配伍。方如《医宗金鉴》加味五淋散，妊娠者去滑石、木通。

4. 利尿止泻 用于伤于饮食，湿热直伤肠道之妊娠、产后泄泻，可单用研末送服，或于四苓芩芍汤中加本品，往往1剂即效。《景岳全书》谓："治泻不利小水，非其治也。"车前子分阑门，利膀胱，开支河，利小便以实大便。

本品利水渗湿之功效，用于多种妇科病证，配入补剂中使全方补而不滞；配入滋腻剂中，使之滋而不腻；配入清利湿热剂中，使之清热利湿不伤阴，故而治上述病证有良效。

也常用治内科之小便不利，淋沥涩痛，浮肿，泄泻，目赤肿痛，视物昏花，咳嗽痰多等病证。

用量用法 10~12g。包煎。

药理参考 有显著的利尿作用，有预防肾结石形成作用。对多种细菌有抑制作用。

附：车前草 功用与车前子相似，并能清热解毒、凉血。可用治疮疡湿疹，衄血尿血，热痢等。用量10~15g，鲜品加倍。

通草 清利通淋，并下乳调经

通草，甘、淡，寒。归肺、胃、膀胱经。具有清热利尿，下乳调经之功。

应用

1. 止血调经 其清热利湿作用，可用于外感内伤湿热邪气，蕴结血海，损伤冲任、胞宫而发之妇科血证，如月经过多，经期延长，崩漏等。症见阴道出血量多，腹痛，小便短黄不利，舌红苔黄腻，脉数。此类证多见于夏季。与黄连、黄芩、白茅根、滑石、益母草等配伍。如经验方清利固冲汤[27]。通草在其中，与滑石相配，增清心、利小便之功效，以利暑热湿邪从小便出，使热孤易清，冲任得固。通草无止血作用，其清利湿热之功，以助止血之效。此即《素问·至真要大论》“必伏其所主，而先其所因”之谓。

2. 产后下乳 本品又入胃经，使胃气上达而下乳汁。用于产后乳汁不通属实证者，可配王不留行、穿山甲合猪蹄同煮食用。兼气血亏虚，乳汁不足而质稀者，与黄芪、人参、当归、麦冬等配伍，方如付氏通乳丹。

病案举例 一友人之女，25岁，产后缺乳，电话求方于余，得知此女平时体健，产后纳食正常，并兼服补品汤水，恶露量少未尽。遂令每天用通草10g放入猪蹄中煮汤饮食之。如此5天，乳汁逐渐增多。

用量用法 3~6g。孕妇慎用。

药理参考 有明显利尿作用，能增加钾排出量，有促进乳汁分泌作用。

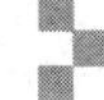

滑石　清热解暑，利窍不利湿

滑石，甘、寒。归脾、肺、胃经。质重而滑。寒能清热，滑能通窍，重能沉降。功能清热解暑，利窍通淋。

应用

1. 治血证　本品有清热利窍之功，使湿热从小便而出。用治湿热邪气，蕴结血海，损伤冲任、胞宫之妇科血证，如月经过多，经期延长，崩漏等，配伍与方剂见通草条。

病案举例　30年前的一年夏季，热而多雨，患月经延长不净、崩漏者较往年为多。一刘姓患者，30岁，月经来潮20天未净，量时少时多，经血黯红，小腹隐痛，口渴心烦，大便不畅，舌红苔黄，脉弦数。诊为暑热伤及血海，迫血妄行。予芩连四物汤加大黄炭、蒲黄炭、益母草，6剂。

药后复诊，出血未止，细观其舌苔黄而腻，问其小便，短黄不畅，即认定暑热夹湿，留恋不去，下扰血海，冲任不固。此种湿热血证，惟清热、利湿并施，使湿去热孤易清。即在原方中去川芎，加入滑石30g、通草6g，4剂血止，6剂尽，心烦除，黄腻苔化，二便通畅。此后又如法治愈多人，自此经验方清利固冲汤[27]形成，用治湿热血证恒获佳效。

2. 止带下　用于治湿热中阻，流于下焦，任带失约之黄带，症见夏暑之季，头昏，身重肢软，胸闷腹胀，带下色黄，无阴痒，小便短涩不利，舌红苔黄滑，脉弦软。常配猪苓、茯苓皮、大腹皮、通草、黄芩等，方用黄芩滑石汤以苦辛化气，利湿止带。业师刘云鹏先生善用本方治此类带下，每获良效。余等承袭下来，用之仍效。

3. 止热淋　本品擅长治热淋涩痛，为利窍通淋之要药。用于经期、产后、手术后小便淋痛不利。与黄芩、通草、车前子、当归、白芍、鱼腥草等配伍，方如加味五淋散。

还可外用于湿疹、痱子，与冰片相合，配成痱子粉外用。滑石不仅滑利溺窍，尚能利毛窍，解暑热，用于湿温，身热不扬，头身重痛，恶寒胸闷，小便不利，舌红苔腻，脉濡者，与通草、薏苡仁、杏仁、白蔻仁等配伍，方如三仁汤。又解暑热，暑多伤心，症见心烦口渴，小便短赤，其配生甘草为六一散，清心利小便以解暑。并用治石淋、黄疸、痢疾、水肿等。

药理研究滑石无明显的利尿作用，而是性滑利溺窍，使排尿涩滞不畅者，排尿滑利畅通，湿热随之而去，上述诸病证之治即如此。《医学启源》谓："滑石，治前阴窍涩不利，性沉重，能泄气，上令下行，故曰滑则利窍，不与诸淡渗药同。"因此余常将其与通草相配，一以利尿，一以利窍，如是则尿来有源，出而畅通。猪苓汤亦如此，单利水，猪苓、茯苓、泽泻足矣，然溺窍不利，淋涩难出，故用滑石清热利窍通淋，则热清水利淋通。所谓相辅相成，相须为用。

滑石与通草，性味功用相近，凡通草所治之病，滑石亦能治，然通草利尿下乳之力强于滑石；滑石利尿作用较弱，但能滑利溺窍，使不畅之小便容易排出，兼能利毛窍，治疗湿温之力大于通草，并能解暑，治石淋，还能外用于皮肤湿疹、暑痱。

用量用法　15~30g。宜包煎。脾虚者、孕妇忌用，阴虚者慎用。

药理参考　有吸附和收敛作用，内服能保护肠壁。滑石粉对损伤创口可以形成被膜，有保护创面、吸收分泌物、促进结痂的作用。对伤寒、副伤寒杆菌有抑制作用。

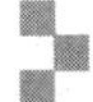

地肤子 清热利湿，止带止痒通淋

地肤子，辛、苦，寒。归肾、膀胱经。功能清热利湿，止带止痒，利尿通淋。

应用

本品苦寒降泄，能清理下焦皮肤、阴中湿热、风邪，而止带止痒。为治外阴湿疹，带下阴痒（各种外阴、阴道炎）之常用药。

（1）外阴湿疹者，可与黄柏、龙胆草、柴胡、栀子、萆薢、茯苓、通草、泽泻等配伍。方如龙胆泻肝汤、萆薢渗湿汤加入本品。

（2）各种阴道炎之带下阴痒者，与茯苓、猪苓、泽泻、牡丹皮、黄柏、茵陈等配伍。如止带汤中加之以增强止带止痒之功。经验方阴痒外洗方即以地肤子为主，配黄柏、苦参、蛇床子、川椒等，用于上述病证，煎汤坐浴，已婚妇女冲洗阴道，可获杀虫解毒，止带止痒之佳效。

此外也常用治湿热淋证，皮肤湿热风疹，湿疹等。

用量 10~15g。

药理参考 对多种皮肤癣菌均有不同程度抑制作用。

茵陈 清肝利胆，利湿退黄要药

茵陈，苦、辛，微寒。归脾、胃、肝、胆经。功能清利湿热，利胆退黄。

应用

1. 妊娠期肝内胆汁淤积症之黄疸，瘙痒，倦怠，恶心，呕吐，食欲减退者，可按阳黄热重于湿，湿重于热，或阴黄寒湿等辨证施治。《名医别录》曰：“通身发黄，小便不利。”

2. 妇产科中母儿血型不合（常见为ABO血型不合），孕妇湿热内蕴而见腰酸腹痛，心烦胸闷，小便短黄，大便干，舌红苔黄或腻，脉弦滑。也有很多人无症状，但舌脉如所述。可用茵陈蒿汤加甘草、白芍、白术、菟丝子、续断等。其中大黄一般用5g，有效无碍。

3. 本品入脾胃，降泄湿热，用于治脾胃阴虚，兼湿热之经行口糜舌烂者，每于经行出现口舌糜烂疼痛，经后渐愈，心烦口干，尿短，舌红苔黄微腻，脉细数。此属阴虚之体，饮食不调，有伤脾胃，湿热内蕴，经行之际随冲气上逆而发病。刘云鹏先生常用《和剂局方》之甘露饮加减多效。茵陈配黄芩、甘草于滋阴药中，既清利湿热，又兼解毒敛疮，且滋而不腻，更利于湿热清除。也可用于非经期口疮舌糜。

本品善于清利脾胃、肝胆郁滞之湿热，从小便而去，为治黄疸要药，不论阳黄、阴黄均用为主药。如阳黄热重于湿者，与栀子、黄柏、大黄同用，方如《伤寒论》茵陈蒿汤；湿重于热者，与茯苓、猪苓、泽泻同用，方如《金匮要略》茵陈五苓散；寒湿瘀滞之阴黄，与附子、干姜同用，方如《卫生宝鉴》之茵陈四逆散。多用于传染性肝炎，胆囊炎，胆结石，胆道蛔虫等病。

用量　6~15g。

药理参考　有显著的利胆作用，并有解毒、保肝、抗肿瘤、降血压作用，对部分细菌、病毒以及皮肤真菌有抑制作用。

小　结

湿邪有内、外之分。外湿多由感受自然界湿气而成；内湿多

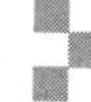

由饮食损伤脾胃，脾失健运而生。湿邪为患，外湿多侵袭肌表、上焦；内湿为病，常以中焦脾胃为病变中心，而成胸腹痞满，呕恶泄泻，水肿淋证，黄疸等。外湿、内湿均可下犯冲任、带脉、胞宫，引起带下病，月经病，血证，癥瘕，痛证等。治外湿之药，具芳香化湿，解表之性，其代表者为藿香，不但解表，并且和中止呕之功著，可用于妇科经期、妊娠、产后内伤外感之胃肠型感冒，也多用治内、外湿浊所致妊娠恶阻。如《本草述》所言："散寒湿、暑湿、郁热、湿热。治外感寒邪，内伤饮食……山峦瘴气，不伏水土。"湿阻中焦，治宜苦温燥湿，苍术诚为此类良品。其善健脾燥湿，调理中焦，上能发散，去肌表经络寒湿邪气；下利冲任、带脉、肠道之湿，而止带、止泻，表里三焦并治。

水湿内停，多为水肿、小便不利，治此类之药，多淡渗利湿，行中、下焦，如茯苓、泽泻、车前子、通草。其中以茯苓用之最广，能健脾利湿，宁心，有泻有补，有提高免疫功能及抗肿瘤作用，广泛用于妇科月经不调，闭经，崩漏，月经先后不定期，绝经前后诸症，癥瘕，不孕等。虽非君药，亦是不可或缺之要药。《用药心法》："茯苓淡能利窍，甘以助阳，除湿之圣药也。味甘平、补阳，益脾逐水。"泽泻甘寒，能泻下焦湿热，有泻无补，多用治带下，盆腔炎腹痛，妊娠、经期眩晕，腹泻，淋证等。并能泄肾浊，在肾气丸、六味地黄丸中助熟地黄补肾而防滋腻恋邪。车前子甘、微寒，功能利水通淋，止泻，止带。用于治脾虚、湿热下注之腹泻，淋证，各种带下。并用于多种妇科病证，配入补剂中，使全方补而不滞；配入滋阴剂中，使之滋而不腻；配入清热利湿剂中，使之清热利湿而不伤阴。通草清热利尿并能下乳。滑石利窍不利湿，药理研究却无明显的利尿作用，而是滑利溺窍，使排尿涩滞不畅者，排尿滑利畅通，以便湿热随之而去。欲利尿须与通草相配，一以利尿，一以利窍，相辅相成。二者亦是治暑热湿邪蕴结，损伤冲任、带脉之妇科血证，黄带常用之品。还能利毛窍而用治暑湿、湿温初起在上焦表证。滑石之功用正如《本草纲目》所言："滑石利窍，不独小便也，上能利毛腠之窍，下能利精溺之窍……故滑石上能发表，下利水道，为荡热燥湿之剂。"

地肤子主要清利下焦皮肤、阴中湿热风邪，而止痒止带。内服、外洗均可。也可用以通淋。茵陈主要清利肝胆、脾胃郁滞之湿热从小便而出，为利胆退黄要药。不论阳黄，阴黄，孕妇肝内胆汁淤积症之黄疸均以之为主药。ABO 血型不合之孕妇，虽不是黄疸，亦以茵陈为主药之方治之。脾胃湿热兼阴虚之经行口舌糜烂，相应方中用之合黄芩以清热利湿，是余常用之法。如《神农本草经》所言："主风湿寒热邪气，热结黄疸。"

天地间阴雨雾霾太甚，则遮蔽日光，能为涝为灾，民生疫病。人体阴湿太重，则阻遏阳气，为肿为利等，病苦丛生。惟有疏利水湿，则天不为灾；人体脾气健运，阴阳脏腑调和，则少生疾病。

据《中药学》《中药药理与临床运用》等所载药理，此类药物多能促进胃液分泌，增进食欲，促进消化，排除肠道积气。祛湿药大都有不同程度的利尿消肿，抗病原体，利胆，保肝，降血压作用。部分药物还能降血糖、血脂，具有调节免疫功能的作用。

第八讲　化痰药

凡能够祛痰或消除痰饮，治疗痰证、痰饮的药物称化痰药。

半夏　燥湿化痰，降逆消痞调经要药

半夏，辛、温，有毒。归脾、胃、肺经。有燥湿化痰，降逆止呕，消痞散结之功。

应用

1. 痰浊上犯　“无痰不作眩”“无虚不作眩”。气血不足之人，经期痰浊随冲气上扰清空而作眩晕。症见经行眩晕，胸闷呕恶，倦怠，月经量少，舌淡苔白滑，脉弦软等。半夏与天麻、陈皮、白术、党参等配伍，如经验方定眩汤[45]，以健脾化痰，养血息风。

2. 中焦痰阻

（1）痰湿化热，郁阻中焦，升降失司，以致胸闷呕恶，腹痛，崩漏，经期延长，舌红苔黄腻，脉弦滑数。此类证候多见于盆腔炎、子宫内膜炎、功能性子宫出血。与黄连、黄芩、郁金、枳实等配伍，如经验方半夏芩连枳实汤[21]，辛开苦降，清热祛湿化痰以固冲任。本方是老师刘云鹏先生家传经验方，用于上述病证多效。

（2）脾胃不健，冲气上逆所致之妊娠恶阻，症见呕吐不食，舌淡苔白，与茯苓、党参、陈皮、白术等配伍，方如六君子汤，以和胃降逆；痰热中阻，舌红苔黄腻者，与黄连、茯苓、甘草、陈皮、竹茹等配伍，方如黄连温胆汤，以清热化痰止呕；气阴两伤，呕恶倦怠，舌红少苔者，与西洋参、麦冬、陈皮等配伍，如经验方加味麦门冬汤[46]，以益气养阴止呕。

（3）脾胃气阴两虚，血随冲气上逆而作经行吐衄。与麦冬、党参、山药、白芍、牡丹皮、桃仁等配伍，方如《医学衷中参西录》之加减麦门冬汤，以生津益胃，活血降逆。

（4）经行情志异常，属痰火随冲气上逆，蒙蔽心神，狂躁不安者，与黄连、黄芩、胆南星、郁金、大黄、茯苓等配伍，方如黄连温胆汤加味，以泻火祛痰宁神。

（5）热入血室及产后发热，与柴胡、黄芩、生姜、大枣配伍，方如小柴胡汤。其中半夏配黄芩辛开苦降消痞，和胃降逆，虽为佐药，亦属重要。

3. 痰留下焦

（1）肥胖或脾虚之人，痰湿、脂膜下流，壅滞冲任、胞宫而成癥瘕，月经不调，闭经，不孕等。多伴见胸闷呕恶，倦怠，带下等。半夏常与陈皮、茯苓、黄芩、胆南星、白芥子、苍术、香附、山楂等配伍。方如苍附导痰汤以化痰调经，消癥散结。

（2）痰湿下流，伤及任带之带下，症见胸闷呕恶，带下量多而稠，或白或黄，舌苔腻，脉滑等。与苍术、白术、陈皮、茯苓等配伍，方如苍白二陈汤，以化痰除湿止带。

半夏广泛用于妇科经、带、胎、产、杂病中属痰湿者。不论寒、热、虚、实证，应用于辨证相应方中，安全且有效。

半夏为治疗妊娠恶阻常用药物，疗效肯定。《金匮要略》有

“妊娠呕吐不止，干姜人参半夏丸主治”记载。然而《妇人大全良方》提出“半夏有动胎之性”，后世即有“半夏碍胎之说”。《本草纲目》则说：“孕妇忌之，用生姜则无害。”现代实验研究表明，妊娠期以炮制的半夏口服较为安全。对妊娠小鼠胚胎无显著毒性，超大剂量能引起孕鼠胚胎早期死亡。生半夏妊娠期禁用。即使制半夏亦不应大剂量或长时间使用。至于有流产先兆和无恶阻者，是绝对禁用的。

半夏并无明显的止血作用，虽然《医学衷中参西录》谓之：“为降胃安冲之圣药。为其能降胃安冲，所以能止呕吐……能治胃气厥逆，吐血，衄血。”然而是由降胃安冲而致血止。因而余于血证，须见胸闷呕恶者才加用半夏。

病案举例 （刘云鹏先生医案）刘某，30岁。患者月经来潮，量多6天，以后淋漓不尽已1月，服清热凉血中药数剂未效。诊时阴道少量出血，色红无块，伴头昏，胃脘胀痛，恶心欲吐，口渴喜冷饮，倦怠，无腰腹痛。舌黯红，苔黄厚腻，脉弦滑。B超探查未见异常。辨证属湿热中阻，冲任不固之崩漏。治宜清热化湿，和胃固冲。方用芩连半夏枳实汤加减：黄芩10g，黄连10g，半夏10g，枳实10g，郁金10g，蒲黄炭10g，姜炭3g，陈皮10g。6剂，每日1剂，水煎服。

二诊：服上方2剂血止，脘痛消，呕恶除，但口渴倦怠，白带多。腻苔略退。药尽而愈，以后月经恢复正常。

半夏还常用于内、儿科多种病症，包括呼吸、消化、心脑血管、泌尿、神经系统疾病等。

脾为生痰之源，脾气健运，水湿得化。脾失健运，湿聚为痰为饮。其随气升降，无处不到，因而痰证甚多。凡脾湿不化，痰、饮为患者，均可用半夏治之。

一般宜用制半夏，姜半夏长于降逆止呕，法半夏长于燥湿化痰。

用量用法 6~10g。煎服，不宜大剂量使用，以免中毒。生半夏慎用。反乌头。

药理参考 有镇吐作用，可能与抑制呕吐中枢有关。有祛痰镇咳作用。有抑制腺体分泌作用，如唾液、泪液，这可能是“燥湿”的机制。可抑制胃液分泌，降低胃液酸度和总酸度，保护胃黏膜，治疗急性损伤并促进修复。有抗菌，抗癌，镇静，催眠作用，抗心律失常等作用。

天南星 燥湿化痰，行经络，祛风痰

天南星，苦、辛，温，有毒。归肺、肝、脾经。功能燥湿化痰，祛风解痉。本品辛、温有毒，燥烈之性，更胜于半夏，燥湿化痰功类半夏。

应用

本品所治妇科病证不如半夏广泛，但也常配伍用治多囊卵巢综合征、肥胖症之月经不调，闭经，癥瘕，不孕以及经行神志异常，与半夏相须为用。见半夏篇。

此外，还常用治湿痰阻肺之咳喘，胸膈闷胀。而且归肝经，行经络，善祛风痰，如眩晕，中风，半身不遂，口眼㖞斜，风湿筋骨疼痛等以及癫痫，破伤风等。

半夏、天南星均辛温有毒，为燥湿化痰要药，善治湿痰，咳喘，肥胖，月经不调等。然半夏入脾胃，以燥化湿痰为主，并具止呕之功；南星可入肝经，走经络，偏于祛风痰，并具抗惊厥，治中风、癫痫之效。

用量用法 3~10g。不宜大量使用，以免中毒。生南星慎用。宜用制南星。阴虚燥痰及孕妇忌用。

药理参考 具有祛痰，抗惊厥，镇静，镇痛作用，对部分肿瘤有抑制作用。

附：胆南星 为天南星研末，与牛胆汁浸拌后，装入牛胆囊内，悬挂阴干而成。性味变为苦、微辛、凉。归肝、胆经。功能清热化痰，息风定惊。用于痰热咳喘，眩晕，中风，癫痫，惊风抽搐等。

白芥子 温肺通络，散“皮里膜外”痰结

白芥子,辛,温。归肺、胃经。功能温肺化痰,通络散结,止痛。

应用

1. 化痰散结 白芥子具温通经络，消肿散结之功，善治妇女乳癖(乳腺小叶增生)。可单用白芥子研末,醋或水调,敷结肿块上。本品对皮肤有刺激性，以疼痛明显为度，可发泡，甚至形成溃疡，应注意。亦可与昆布、海藻、贝母、半夏、皂角刺、猫爪草、玄参、牡蛎等加入逍遥散中以疏肝健脾，化痰散结。

2. 化痰调经 用于治多囊卵巢综合征，与陈皮、半夏、茯苓、香附、仙茅、仙灵脾等配伍，方如经验方温肾化痰汤[19]，温经化痰以调经。

多囊卵巢综合征，其卵巢增大，胞膜灰白而厚，色泽光亮，其下有多个囊性滤泡等，属中医痰湿脂肪蕴结之癥瘕。乳癖之结节,属痰气郁结乳络,其与皮肉不相亲,推之能动等。上述均属“皮里膜外”之痰结于经络。白芥子擅消“皮里膜外”之痰结，诚为对症之佳品，故余于上述病证均用之。《本草蒙筌》谓：“皮里膜

外痰饮，必用引达。”

本品辛温温肺，利气机，通经络，化痰饮，还常用治寒痰壅肺，悬饮咳喘，胸满，胁痛以及阴疽流痰，关节肿痛等。方如《韩氏医通》之三子养亲汤、《三因方》之控涎丹、《外科证治全生集》之阳和汤，白芥子为其中主要组成。

用量用法 3~6g。久咳肺虚，阴虚火旺，消化性溃疡者忌用。

药理参考 小剂量能引起反射性气道分泌物增加，而有恶心性祛痰作用。可刺激胃黏膜，增加胃液、胰液的分泌，大剂量可催吐。对皮肤真菌有抑制作用。白芥子油有较强的刺激作用，可致皮肤充血、发泡。

浙贝母　清热化痰，消癥瘕和痈结

浙贝母，苦，寒。归肺、心经。功能清热化痰，散结消痈。

应用

1. 用于治多囊卵巢综合征属痰热者，与半夏、天南星、陈皮、甘草、苍术、香附、黄芩、枳壳等配伍。苍附导痰汤中常加用之，助其消癥散结，化痰调经。

2. 用治乳癖，与玄参、牡蛎配伍，方如消瘰丸，具养阴化痰，软坚散结之功。或合入逍遥散治之，见白芥子篇。

3. 用于治乳痈、阴疮，常与金银花、连翘、穿山甲、皂角刺、甘草、蒲公英等配伍。方如仙方活命饮，以清热消痈。

4. 用于治女性痤疮，其热积脾胃，经行之际随冲气上逆于面，郁于肌肤而发痤疮。伴月经不调者，与金银花、连翘、甘草、益母草、生地黄、丹参等配伍，余常用经验方调经净面饮[33]加浙贝母，以增散结排脓之功而获良效；月经正常者，则加入普济消

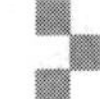

毒饮中，以清热解毒散结。

病案举例　何某，22岁，面部及胸背痤疮，经前、经期加重，有些痤疮化脓和成小米粒大小脂结。诊时正值经期，量少色黯，舌红苔黄，脉弦。证属热积阳明，经期随冲气上逆，郁滞肌肤，腠理疏泄不畅而然。治应活血调经，清热解毒，兼以化痰散结。方用调经净面饮加减：益母草15g，浙贝母10g，当归10g，生地黄10g，川芎10g，丹参15g，牛膝10g，金银花20g，连翘20g，生甘草6g，黄连6g，白芥子6g。7剂，1日1剂，水煎服。

二诊：服药后经量增多，药尽经净，痤疮明显减少。继用上方10剂。嘱其每月经前、经期照服10剂，忌食辛辣热性饮食，注意患部清洁。如此2月，痤疮未发，面部色沉也渐变淡。

5. 用治子宫肌瘤等癥瘕，属痰瘀相结化热者。常用经验方宫瘤非经期方加浙贝母以化痰散结。

本品具清热化痰，降泄肺气之功，还常用治风热、痰热咳嗽，咳痰不畅，肺痈，胃痈，瘰疬，疮疡肿毒等病证。

用量用法　6~10g。反乌头。脾胃虚寒、湿痰者不宜用。

药理参考　可明显扩张支气管平滑肌，使分泌物减少。有镇咳、镇静、镇痛作用。

川贝母　清热化痰，善治虚劳咳嗽

川贝母，苦、甘，微寒。归肺、心经。其性味与功用与浙贝母基本相同。但川贝母味甘寒，而性偏润，于虚劳咳嗽为宜。《本草汇言》谓川贝母："开郁，下气，化痰之药也。润肺虚喘，则虚劳火结之证，贝母专司首剂。"浙贝母味苦寒，而性偏于泄，于风热、肺热咳嗽为佳。二者均有清热散结之功，然而妇科诸痰，则多用浙贝母。《本草正》谓浙贝母："治肺痈，肺痿，咳喘，吐血，衄血，最降痰气，善开郁结，解热毒及疗喉痹，瘰疬，乳痈发背，一切痈疡肿毒……较之川贝母，清降之功，不啻数倍。"

用量用法　同浙贝母。

药理参考　有不同程度的祛痰作用，有镇咳、解痉、降压、抗溃疡作用。

竹茹　清热化痰，止呕止血

竹茹，甘，微寒。归肺、胃经。功能清热止呕，化痰除烦，凉血止血。

应用

1. 止呕　本品能清热，降逆，为治热性呕逆之要药。主要用于治妊娠恶阻，不论胃热、肝热、虚热、阴虚，均可用之。用治肝胃热逆痰阻者，常与黄连、黄芩、半夏、陈皮、苏叶等配伍，方如温胆汤加味，以清热化痰，降逆止呕；治虚热恶阻，与人参、陈皮、大枣等配伍，方如《金匮要略》橘皮竹茹汤，以益气清热止呕；用治久吐不止，气阴两伤者，与西洋参、麦冬、半夏、枇杷叶、生姜汁等配伍，如经验方加味麦门冬汤[46]，以益气养阴降逆。

2. 止血　治疗阳明胃热，升降失司，下扰血海之崩漏，经期延长；上逆而发之经行吐衄。竹茹有清热降逆，凉血止血之效，常加之于辨证方中以加强止血之力。如经验方半夏芩连枳实汤[21]，《医学衷中参西录》之加减麦门冬汤等。

还用治内科肺热咳嗽痰多，胃热呕吐、呃逆，痰热心烦不寐等病证。

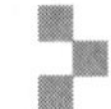

《本草汇言》：“竹茹，清热化痰，下气止呃之药也。如前古治肺热热甚，咳逆上气，呕哕寒热及血溢崩中诸证。此药甘寒而降，善除阳明一切火热痰气为疾，用之立安，如诸病非因胃热者勿用。”

病案举例　一同事，25岁，近两次均于经期口鼻出血，月经量少，口渴腹痛，舌红苔黄，脉数。不愿服药，余令其用竹茹15g煎水，冲益母草膏，1日3次，分服。第2天即吐衄止，经量增多而畅。嘱忌食辛辣，下次经前再如法服3天，以后未发。

用量　6~10g。

药理参考　竹茹粉对白色葡萄球菌、大肠杆菌、伤寒杆菌有较强的抑制作用。

海藻　清热软坚，化痰消癥

海藻，咸，寒。归肝、胃、肾经。功能清热消痰，软坚利水。

应用

1. 消癥散结　主要用其消痰利水之功，以治痰饮瘀血相结之癥瘕。

（1）用治多囊卵巢综合征，与陈皮、半夏、香附、天南星、茯苓、苍术等配伍，方如苍附导痰汤加之，以软坚化痰，消癥散结。

（2）盆腔炎性包块、囊肿，与柴胡、赤芍、败酱草、红藤、大黄、丹参、昆布等配伍。在经验方柴己合方[35]中加用，以清热解毒，消癥散结。

（3）子宫肌瘤，与当归、川芎、红花、桃仁、赤芍、三棱、莪术等配伍，如经验方宫瘤非经期方[5]，以活血化瘀，消癥散结。

2. 消水通络　用于输卵管积液不通者，与桂枝、茯苓、葶苈子、防己、大黄、桃仁、椒目、昆布等配伍，如经验方温阳利水通管汤[42]等，以化痰逐饮，消癥通络。

还常用治痰饮癥瘕，结核，瘿瘤，瘰疬，睾丸肿胀疼痛等病证。

用量　10~15g。

传统十八反中，反甘草。但古今医家将二药同用者亦不少。如陈实功《外科正宗》海藻玉壶汤等。刘云鹏先生亦如此，余承之，取其相反相成，并未见明显不良反应。然而非病情需要，亦不必二者同用。

药理参考　含碘化物，对缺碘引起的地方性甲状腺肿大有治疗作用，并对甲状腺功能亢进，基础代谢率增多有暂时抑制作用。抗高血脂，可降低血脂胆固醇，减轻动脉粥样硬化。有降血压作用。有类似肝素样作用，表现为抗凝血、抗血栓、降血黏度及改善微循环作用。有抗肿瘤作用。

昆布　咸寒软坚，功同海藻

昆布性味、归经、功能及所治疾病与海藻相同，但海藻药力较缓和，昆布药力较强而滑利。二者常配合，相须为用。如《神农本草经疏》所言："昆布，咸能软坚，其性润下，寒能除热散结……详其气味、性能、治疗，与海藻大略相同。"用量6~12g，不反甘草。药理亦大致相同，并有提高抗体免疫功能作用。

小　结

痰饮由肺、脾、肾、三焦等脏腑功能失常，聚湿而生。痰饮

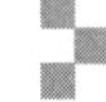

既是脏腑功能失调的病理产物，其形成后，随气升降流行，内而脏腑，外至经络、皮肤、腠理，可形成多种疾病，所以又是致病因素。在妇科，痰饮上犯，可见经期、妊娠期眩晕；痰饮中阻，可致经行神志失常，妊娠恶阻等；痰湿流注任、带脉，可发为带下；聚阻冲任、胞中，则致月经不调，闭经；痰瘀互结，可成癥瘕，不孕等。也可导致咳喘多痰，昏厥，惊风，癫、狂、痫证，睡眠不安，眩晕，中风，半身不遂，肢体疼痛麻木以及瘿瘤，瘰疬，阴疽流注等。

本篇化痰药大都具有燥湿化痰，降逆止呕，消癥散结，调经止血之功，而可治疗上述病症。其中温化寒痰类，半夏用途最广，上可化痰祛风定眩；中可清热化痰，升清降浊，安冲止血；下能消癥散结，化痰除湿止带。不论寒、热、虚、实，于辨证方中，均可用之,而获良效。正如《药性论》所言："能消痰涎,开胃健脾，止呕吐，去胸中痞满，下气，主咳结。"天南星亦属辛苦温之性，燥湿化痰之功与半夏类同，而且行经络，善祛风痰。在妇科方面所治病证虽不如半夏广泛,亦常配伍使用。白芥子辛温,温肺化痰，通络散结，擅消"皮里膜外"之痰结，为乳癖、多囊卵巢综合征对症良药。诚如《药品化义》所言："白芥子……横行甚捷……通行甚锐,专开结痰,痰属热者能解,属寒者能散。痰在皮里膜外，非此不达，在四肢两胁，非此不通。"

痰热者，治之以清热化痰，多用贝母。浙贝母能治乳癖，乳痈和痤疮。并治痰热壅肺之咳喘者，以消痰散结；川贝母甘寒而润，宜于虚热咳嗽。痰热在胃，多为呕哕，则用竹茹，清胃降逆止呕，用治妊娠恶阻，并有止血之功。《名医别录》谓之："治呕哕，吐血，崩中。"昆布、海藻同为咸寒之品，寒能清热，咸能消痰、软坚散结。《神农本草经疏》谓："昆布……详其气味、性能、治疗，与海藻大略相同。”妇科主要用治痰饮瘀结之癥瘕，如多囊卵巢综合征，盆腔炎性囊肿、积水，子宫肌瘤，输卵管积液等。

《女科经纶·痃癖证》引武淑卿所说：“盖痞气之中，未尝无饮。而血癥，食癥之内，未尝无痰。”多囊卵巢综合征，为痰饮与瘀血相结而成，属经络、皮里膜外之痰结。海藻、昆布、半夏、天南星、白芥子、浙贝母均用于治此病证，以其都具有祛痰化饮，消癥散结之功。且多数能用治瘿瘤，瘰疬，阴疽流注，筋骨疼痛以及中风之中脏腑、经络等。

竹茹和半夏均可用于血证之经行吐衄、崩漏等。然竹茹清胃降逆而有凉血止血之功。《名医别录》谓其治“吐血、崩中”。而半夏，考之并无明显止血功能，乃由降胃以安冲，助相应方中其他药止血。

据《中药学》等所载，药理研究表明，此类药多具有祛痰，镇咳，镇吐，平喘作用，部分药物能保护胃黏膜，具有不同程度的抗菌，利水，抗痰厥，抗凝血，抗血栓，改善血液循环，降血脂和抗肿瘤作用。

第九讲　补虚药

凡具有补虚扶弱作用，纠正人体气血阴阳虚衰的病理偏向，而能治疗虚证的药物，称为补虚药。补虚药根据其性能、功效及适应证的不同，又分为补气药、补血药、补阴药、补阳药四类。

一、补气药

凡能补气，以治疗气虚证的药物，称为补气药。

人参　固脱止崩，大补元气第一药

国产人参，甘、微苦，性微温。高丽人参，味甘，性平，微温。归肺、脾、心经，入胞宫。二者均为五加科植物人参的根，性味、功用大致相同，但高丽参质优，性温不燥，补气之功强于国产人参。均能大补元气，复脉固脱，补肺、脾、心、肾气虚，生津止渴，安神益智。

应用

1. 出血脱证　人参有大补元气，复脉固脱之功，为拯危救脱要药。用于妇产科大失血之休克，如异位妊娠破裂，大崩，产后，肿瘤等大出血。症见面色苍白，神疲气短，汗多肢冷，脉细欲绝等虚脱重危证候。常与附子、炮姜、麦冬、五味子等配伍，方如参附汤、独参汤、生脉散以及参麦注射液、人参注射液等。

2. 月经病　人参大补元气及心、脾、肾气。月经疾病多用之。

（1）益气摄血固冲任　如气虚月经过多、月经先期、崩漏等出血性月经病。常与黄芪、白术、当归、阿胶、熟地黄等配伍。方如归脾汤、补中益气汤、固本止崩汤等。刘云鹏先生谓："大崩之际，可急用独参汤以止崩防脱。"诚如《傅青主女科》所言："若不急补其气以生血，而先补其血而遗气，则有形之血恐不能遽生，而无形之气必且至尽散。"

（2）益气生血养冲任　如气血亏虚之月经过少，闭经等。多与黄芪、白术、熟地黄、当归等配伍，如经验方十全调经汤[24]。

3. 带下病　人参能补益脾气而固摄任带，用于治脾虚带下。常与白术、山药、苍术、甘草等配伍，方如完带汤、参苓白术散等。

4. 妊娠病

（1）用于脾胃虚弱之妊娠恶阻，常与白术、半夏、陈皮、砂仁等配伍，方如香砂六君子汤，以补益脾胃，止吐安胎。

（2）用于胎动不安，滑胎，包括免疫性流产，封闭抗体阴性复发性流产。人参补益脾肾元气而能固摄胎元，多与白术、山药、甘草、熟地黄、山茱萸、杜仲、菟丝子等配伍，如经验方固本培育汤[26]。

（3）其他如子肿用白术散加人参，治子眩经验方定眩汤[45]，小便不通之益气导尿汤（《中医妇科治疗学》），人参均于其中起重要作用。

5. 产后病　产后气血亏虚，"多虚多瘀"，易生疾病，常见的有恶露不绝、量多，产后腹痛。常与黄芪、白术、甘草、当归、

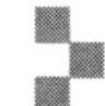

熟地黄、山药、升麻、柴胡、阿胶等配伍，方如《傅青主女科》之加参生化汤、肠宁汤。在治产后发热之小柴胡汤；缺乳之通乳丹；乳汁自出，汗证如补中益气汤；产时大崩导致的血劳之归脾汤等方中，多用为主药，取其大补元气之功效。

6. 杂病

（1）用于气虚血瘀之癥瘕（子宫肌瘤，盆腔炎性包块等）。常与黄芪、白术、三棱、莪术、败酱草、红藤、赤芍、桃仁等配伍，方如《医学衷中参西录》理冲汤加减。

（2）刘云鹏先生治肾阳不足，不能温养冲任、胞宫之宫寒不孕，常用之与菟丝子、巴戟天、肉桂、附子、白术、山药等合用，方如温胞饮；治气血亏虚，不能抗邪之免疫性不孕，与黄芪、白术、当归、熟地黄、紫河车、淫羊藿等配伍，如经验方河车毓麟汤[43]等。《傅青主女科》种子10方，有7方用人参，可见其为种子要药。

7. 妇科诸虚　如用治绝经前后诸证，大病、手术、血证后以及肿瘤等脏腑气血诸虚证。方如人参养荣汤、归脾汤、补中益气汤、生脉散以及经验方温阳益气汤[39]等。人参在其中均为主要成分，补气养血而利康复。

总之，人参广泛用于妇科经、带、胎、产、杂病，以上所列，仅为常见病用之者。此外，该药也广泛用于多种虚脱（休克），和各系统多种虚证疾病的治疗，以及中老年保健。然而必须辨证属气血两虚和心、脾、肾气虚者，如面色萎黄、皖白无华、畏寒肢冷、倦怠气短、心悸失眠、食少便溏、腰酸膝软、气急喘促、舌淡红、脉细虚等。

人参自古以来就是补益佳品，有病治病（多入复方中使用），无病保健。我国最早的本草专著《神农本草经》，就将人参列为上品，云之“补五脏，安精神，定魂魄，止惊悸，除邪气，明目开心益智。久服轻身延年”。人参大补元气之虚，既能用于治病，又可用于保健，但必须辨证和辨体质。

元气藏于肾，命门为元气之根，赖三焦以通达全身。周身脏腑、器官、组织得到元气的激发和推动，才能发挥各自的生理功能。脏腑之气的产生有赖元气的资助，元气为人体生命活动的原动力。元气充足，脏腑功能强健，精力充沛；若元气虚弱，则脏腑功能低下，精神萎顿，易生疾病。

病案举例

1. 数年前武汉一熟人，40 岁，春节来电相告，节前工作过忙，常加班，甚感疲倦，月经来潮 10 余天未净，今日突然增多，求方于余。此为劳倦损伤脾气，脾难统血，冲任不固而然。问其家有无人参？答有高丽参和三七粉。即令用参约 10g 煎水，分 2 次冲服 5~6g 三七粉，共用 2 天。之后电话相告之血止。嘱其多休息，节后去医院做相关检查。

2. 曾有一女青年来诊青春痘。言以前面部痘痘不多，仅经前、经期有所增加。听说西洋参清热美容，即自购西洋参炖服。1 月后，面部痘疮较前大为增多。余嘱其停服西洋参，处以清热解毒凉血之剂，服药 10 剂，痘疮平复。并告诫年轻、体健者，不宜服人参，包括西洋参。

3. 病房曾收治一先兆流产患者。查房时孕 60 天，阴道出血较多，精神紧张，口渴而苦，两胁及左少腹隐痛，舌红，苔黄厚，脉弦滑数，查血激素正常水平，B 超示宫内活胎 7+ 周。见其床头柜放有炖好人参，问后得知患者孕后经常服参，以求母安子健。余谓此系人参之祸，急令停服，并处以疏肝解郁，清热凉血之方 3 剂即血止。本属肝郁化火之体，孕后阳气更甚，服人参温补不啻火上加油！

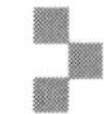

4. 一患者，28岁，月经来潮40余天未尽。开始5天量多，其母谓独参汤可止血，每天用红参煎水与服，5天后月经出血减少，继续服参汤旬余仍未净。来诊时仍有阴道出血，色黯红，心烦易怒，口苦而渴，口臭便结，舌红苔黄，脉弦数。此系温补太过，“气有余便是火”，血海不宁。久漏宜清通，治应泻火凉血，处用清热固冲汤加味：黄连10g，栀子10g，生大黄10g，生地黄10g，牡丹皮10g，白芍10g，侧柏炭10g。5剂，每日1剂，并嘱其停服红参。用白萝卜煮汤食用2日。药尽血止，妇科B超检查未见异常。独参汤乃用于大崩防脱之法，年轻月经过多者多属热证。用人参不但无益，反而助火为害，更不应连服半月，此滥用人参之过也！

多年来余遇大崩出血患者，即令服独参汤（红参30g）以防气随血脱，随后再辨证用方。即使诊刮，亦可避免术中不良反应。术后用参调补，可帮助恢复。

余之家属、亲朋临分娩前均嘱服用人参15~20g，以防产时气虚乏力而延长产程。数十年来授此法，获益者众，即使剖腹产，服人参亦有益无害，可助复原。

用量用法　复方中3~10g，救急固脱20~30g炖服。养生保健长期服用宜研末冲服，每天1.5~3g，早晨服，既方便，又节省。人参虽好，长期大量服用亦会中毒。不宜与藜芦同用。

感冒及感染发热，阳盛体质，肝胆疾病，包括肝火湿热、肝功能损害、转氨酶和胆红素升高、黄疸等，高血压属肝阳上亢、肝火旺盛者，以及体表局部红、肿、热、痛者和儿童等忌用。反黎芦，畏五灵脂，恶皂荚，不宜与白萝卜同服。人参与五灵脂相伍不是禁用。《本草纲目》称人参与五灵脂同用为“畏而不畏”，余临床也常二者同用，未见不良反应。

药理参考　①具有抗休克作用，人参注射液对失血性休克和急性中毒性休克，比其他原因引起的休克效果更为显著。②提高内分泌功能，对垂体-肾上腺皮质功能有促进作用，能增强性腺功能，有促性腺激素样作用，能增加子宫和卵巢重量。还可促进胰岛素的分泌。③能明显提高免疫功能，对细胞免疫和体液免疫功能均有显著的提高作用。④促进造血功能。⑤对心血管的作用：增强心肌收缩力，降低心肌耗氧量，减慢心率，增强心输出量和冠脉流量，可使心搏振幅显著增加，在心功能衰竭时，强心作用更显著，并能抗心律失常，扩张血管，抗凝血，抗血栓形成。⑥能加强大脑皮质的兴奋与抑制过程，增强学习和记忆能力。有显著抗疲劳作用。⑦降血糖，抗炎，抗过敏，抗利尿及抗衰老，抗氧化和抗应激作用。

西洋参　益气阴，功同人参有小异

西洋参传入我国有300多年历史，多作滋补、保健使用，少有配方用于治病者，仅清代《温热经纬》一书有之，如清暑益气汤。之后就逐渐普及，应用于治疗疾病。

西洋参亦属五加科植物人参的根，主产于加拿大、美国，以美国威斯康星州种植者为佳，名花旗参，干燥后生用。现今亦有国产西洋参，功效远不如加、美所产。

西洋参，味甘、微苦，性凉，归肺、心、肾、脾经。功能补气养阴，清热生津。亦能大补元气，补肺气、心气，益脾气。其主治与人参大同小异，但补益之功弱于人参。并能养肺、脾、心之阴，为气阴两补药。

应用

西洋参性偏苦寒，兼能补阴，亦具复脉固脱之功，对妇科诸

血证之厥脱，仅适用于气阴两脱者，如厥逆、神疲气短、自汗热黏，烦躁口渴、舌红干、脉细数无力等，方如生脉散。也用于产后中暑，方如王氏清暑益气汤等。

亦如人参所具调经补血，助孕保胎，扶正祛邪诸功用，用于月经不调，崩漏，胎漏，产后恶露不绝，人流不全，绝经前后诸虚，妊娠恶阻，不孕，流产，带下属气阴两虚者。也用于中老年、体弱、大病、手术、出血后以及肿瘤放、化疗后的调理。但必须辨证心、脾、肾虚属气阴两虚者，如倦怠气短、头晕耳鸣、心悸失眠、口燥咽干、舌红、脉细无力或细数等。禁忌、用法用量与人参同。

其性凉，故兼能清火养阴生津。还用于热病或大汗、大泻、失血耗伤元气、阴津和热伤肺气之神疲乏力、气短、自汗、心烦口渴、尿少和咳嗽痰少、痰中带血等。也可用于各系统多种疾病属气阴两虚证的调治。

人参与西洋参均有补益元气之功，均可用于气虚欲脱，也能补脾、肺、心、肾之气诸虚。但人参益气固脱之力较强，单用即可生效，并可用治阳痿宫冷诸虚证；西洋参性凉，兼能清热补阴，益气固脱之力不如人参，较适用于热病之后和气阴两虚诸病证，不用于阳痿宫冷等阳虚证。此是二者之异同。《医学衷中参西录》谓西洋参“能补助气分兼能补益血分，为其性凉而补，凡欲用人参而不受人参之温补者，皆可以此代之”。

用量用法　3~6g。不宜与藜芦同用。

药理参考　人参和西洋参都以人参皂苷为主要成分，只是人参皂苷的种类和比例不一样。西洋参所含人参皂苷种类和含量比人参低。其他如多糖、挥发油、氨基酸、微量元素以及维生素类大同小异。

西洋参除无人参促进造血系统，提高性腺功能，增强子宫和卵巢重量外，其他药理与人参大致相同，但有强有弱。西洋参在镇静健脑，益智，改善心肌缺血缺氧，抗衰老等方面作用较突出，但在抗休克，调节中枢神经兴奋和抑制过程，强心和保护心肌，提高肾上腺皮质功能和性腺功能，降血糖，抗疲劳，抗缺氧，抗衰老等方面效果不及人参。

党参 补脾肺气，力逊人参不固脱

党参，甘，平。归脾、肺经。功能补脾肺气，止血生津。

应用

除无固脱功效外，其和人参同，具有调经止带，助孕保胎，补虚祛邪之功。可广泛用于经、带、胎、产、杂病，如月经失调，崩漏，胎漏，恶露不绝，癥瘕出血，闭经，产后，手术后，不孕症，流产，绝经前后诸虚证，热入血室等。

本品为常用的补气药，还通常用治中气不足之体虚倦怠，食少便溏，甚至脏器下垂；肺气亏虚之咳喘气促等；气血不足之面色萎黄，乏力心悸等。

党参与人参性味、功用大致相同，均有补脾肺气，补血生津，扶正祛邪功效。均可用于脾肺气虚，血虚津伤诸证。包括心血管、呼吸、消化等各系统疾病，体虚，病后，手术后，出血后以及肿瘤放、化疗后的调治。但党参作用缓和，药力较弱，不能益气固脱。党参为余师刘云鹏先生习用之药，他曾说："对慢性疾病轻证，可用之替代人参。而急病、重病、元气虚脱之证，应用人参为宜，不能用党参代替。"人参还可助肾阳，益心智，则党参于此作用不明显。如《本草正义》言："补脾养胃，润肺生津，建运中气，本与人参不甚相远。"

用量用法　10~30g。禁忌同人参。

药理参考　能调节胃肠运动，抗溃疡作用。对中枢神经系统，影响抑制与兴奋过程，有镇静、改善睡眠作用，大剂量有兴奋作用，可增强免疫功能。有短暂的降压作用，但又能使失血性休克家兔的血压回升。能升血糖、血细胞、血红蛋白，延缓衰老。

太子参　补益气阴，功类洋参弱于洋参

太子参，甘、微苦，平。归脾、肺经。功能补气健脾，生津润肺。

应用

功用与西洋参相近，可用于月经不调，妇科血证，闭经，绝经前后诸虚，妊娠恶阻，不孕，流产等属气阴两虚者，但药力较之弱，用量宜大。

本品补气兼能养阴生津，性略偏寒凉，为补气药中清补之品。还用于热病之后，气阴两虚证和脾胃虚弱，胃阴不足等病证，如倦怠自汗，食欲不振，口干舌燥少津等。多与石斛、麦冬、五味子、山药等配伍。

太子参与西洋参性味功用相近，均有补脾、肺之气、阴，生津止渴之功。但太子参功效弱于西洋参，适用于气阴不足之轻证，以及小儿。气阴两伤较甚，血证厥脱者，须用西洋参。

用量　10~30g。

黄芪　补中升阳，利尿固表，补血、摄血

黄芪，甘，微温。归脾、肺经。功能补脾气，升清气，益卫气，

利尿消肿，补气生血、活血，托毒生肌等。

应用

1. 补气升阳　脾主升清，脾气亏虚则易中气下陷，以致月经先期，月经过多，崩漏，子宫脱垂，阴道壁脱垂，带下，中期滑胎等。本品为补中益气要药，具升阳举陷之功，甘温除热之效。凡见倦怠气短，小腹或二阴下坠，或经期、产后气虚发热，舌淡脉虚者，均可与人参、白术、甘草、升麻、柴胡等配伍，方如补中益气汤。

病案举例　李某，30 岁，近两年自然流产 2 次，最后 1 次孕 21 周左右流产，检查发现宫颈松弛。此次妊娠第 16 周住院行宫颈环扎术，术后即出现小腹发硬下坠，神倦气短，口渴多汗。舌红苔薄黄，脉虚滑数。证属气虚下陷，热郁阴伤之滑胎。宜补气升陷，兼清热养阴为法。方用补中益气汤加减：黄芪 30g，红参 10g，白术 12g，升麻 10g，柴胡 10g，枳壳 12g，甘草 10g，白芍 30g，生地黄 12g，麦冬 10g，五味子 10g，黄芩 10g，黄柏 10g。6 剂，水煎服，1 日 1 剂。

药尽复诊：下坠减轻，腹硬次数减少，一日仅 1~2 次，渴减汗少，精神转好。舌脉如上。守前方加玄参 15g 以加强养阴之功，5 剂。

三诊：下坠、腹硬已不明显，渴轻汗止，精神转佳。B 超检查子宫颈长度增加。守上方 5 剂。

此后复诊 2 次，均以一诊方减红参为 6g，去黄柏、五味子、柴胡，共 10 剂，妊娠成功。

2. 益气摄血　脾气能统摄血液，行于脉中。脾气亏虚，统摄无力，则血不循经，溢出脉外，而发崩漏，经量过多，经期延长，恶露过多、不尽。黄芪能益气摄血止血，常与人参、白术、当归、姜炭、熟地黄、三七等配伍，如经验方固本固冲汤[41]。

病案举例　（刘云鹏先生医案）李某，42 岁，3 年多来月经紊

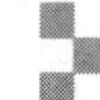

乱，经来量多如崩，曾间断诊刮3次，均病检为“子宫内膜增生过长”，服西药血可止，停药崩血复作。诊时阴道出血量多，色淡红，25天未止，头晕目眩，气短倦怠，口干腰酸，苔白而干，脉细虚。诊断为崩漏（功能失调性子宫出血）。证属脾肾气虚，冲任失调，气阴两伤。治宜补脾肾，兼养阴、固摄冲任。方用固本止崩汤加味：高丽参15g，黄芪30g，白术15g，当归炭10g，熟地黄15g，地黄炭10g，姜炭5g，山茱萸12g，阿胶12g，麦冬10g，五味子10g，煅龙骨30g，煅牡蛎30g，田七粉6g（冲服）。6剂，水煎服，一日1剂。

二诊：上药服完，血止1天，精神略佳，余证均有减轻。舌淡，苔白，脉细，但略显有力。守上方5剂。

三诊：未再出血，诸证均减轻。舌淡红，苔薄，脉如前。改拟归脾汤和左归饮加减，补心脾、益肾精以固本复旧：党参15g，黄芪30g，白术12g，茯苓10g，甘草6g，当归10g，远志10g，酸枣仁15g，龙眼肉12g，木香10g，熟地黄15g，山药12g，山茱萸12g，枸杞子15g，杜仲15g，阿胶12g。15剂。此后经期服一诊方6剂，经后服三诊方15剂，共3月告愈。

3.扶正祛邪　“邪之所腠，其气必虚”“正气存内，邪不可干”，黄芪益气扶正以祛邪，能增强细胞免疫和体液免疫，提高免疫功能。用于治疗抗精子抗体等多种抗体阳性之免疫性不孕、流产，封闭抗体阴性反复流产。消抗助孕汤等诸经验方中均重用黄芪扶正以祛邪，以消除抗体，有佳效。

病案举例　杨某，29岁，继发不孕4年，腹腔镜检查两侧输卵管不通，准备行IVF-ET。免疫学检查AsAb：931U/mL，EmAb（+），ACA（+）。要求中药治疗“三抗”。诊时，患者倦怠肢冷，头晕耳鸣，腰酸膝软，月经周期35天，经期2天，量少，舌淡黯，苔薄白，脉虚细。诊断为继发性不孕（免疫性不孕），证属脾肾阳虚，气弱血瘀。治宜温补脾肾，益气活血。予河车毓麟汤加味：黄芪30g，紫河车12g，党参15g，白术12g，茯苓10g，熟地黄15g，当归12g，白芍10g，川芎10g，淫羊藿12g，杜仲15g，菟丝子30g，丹参15g，甘草6g，鸡血藤30g。1日1剂，水煎服，共服25剂。性生活时用避孕套隔离。药服完后10天复查：AsAb：60IU/mL，EmAb（－），ACA（－）。原方继续调理一段时间后行IVF-ET成功。

4. 利尿消肿　脾主运化，脾气不健，水湿失于运化，则易成水肿。本品能补气健脾，利尿消肿，为治气虚水肿之要药。妇女经期、妊娠及平时面浮肢肿，倦怠尿少者，与白术、茯苓、防己、桂枝等配伍，方如《金匮要略》防己茯苓汤。

5. 固表止汗　本品能补脾肺气，固卫止汗。凡体弱、病后、手术后以及绝经前后表虚卫气不固之经常感冒，自汗倦怠者，均可与防风、白术、浮小麦、桂枝、白芍、附子等配伍。方如玉屏风散，重者合补中益气汤，以益气固卫。

6. 补气生血　脾为气血生化之源，黄芪补气健脾以助气血生化，故有补气生血之功。凡体弱，多病，失血后，手术后而头晕眼花，面色萎黄，气短倦怠，心悸失眠，食少便溏者，可与人参、白术、当归、茯神、酸枣仁相配伍，如归脾汤。

7. 补气通络　“气为血帅”“气行则血行”，气虚运血无力，则血易瘀滞于经络、脏腑，而致产后肢体麻木，盆腔炎，癥瘕等。用治产后痹证麻木者，与独活、肉桂、细辛、当归、防风、鸡血藤等配合，方如《妇人大全良方》三痹汤。慢性盆腔炎腹痛者，与当归、赤芍、白术、桃仁、红花等配伍，如经验方逐瘀消痛汤[48]中加用之。癥瘕如子宫肌瘤，陈旧性宫外孕，人流不全等

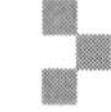

日久者，均可在相应中加用黄芪益气，以增强活血、通络、消癥之力，如经验方消癥净宫汤[14]等。

黄芪广泛用于妇科经、带、胎、产、杂病，确为女病之良药。

此外，黄芪为治糖尿病之要药，还可广泛用于急、慢性肾病，消化性溃疡病，慢性胃、肠炎，重症肌无力，内脏下垂，冠心病，心功能不全，心律失常，脑血管意外后遗症，各种贫血，血液病，免疫功能失调，经常感冒，疮疡难溃和久不生肌收口，肿瘤放、化疗后遗症，慢性肝病，风湿等疾病属心、脾、肺气虚，气血不足者。

黄芪是补气要药，与人参同用，则补气之力更强；与当归同用，能补气生血；与升麻、柴胡等同用，能升阳举陷；与防风、白术同用，则固表止汗；与茯苓、白术同用，能利水消肿；与活血祛瘀药同用,则能增强行血消瘀作用。随表药走表,随里药治里。如《本草求真》所云："黄芪入肺补气，入表实卫，为补气诸药之最，是以有芪之称。"

人参与黄芪皆为补气生血之要药，且常相须为用，能增强疗效。但人参大补元气，并具益气救脱，安神益智，助阳之功；黄芪补益元气之力逊于人参,但长于升阳举陷,益卫固表,托疮生肌,利水消肿,补气生血、活血。如《本草求真》所言："与人参比较，则参气味甘平，阳兼有阴，芪则秉性纯阳，而阴气绝少。"

用量用法 10~40g。黄芪生用偏于走表，用于固卫止汗，托里排脓敛疮；炙用重在走里，用于补中升阳，益气生血，摄血，活血，利尿消肿，提高免疫功能等。疮疡初期，表实邪盛及阴虚阳亢等忌用。

药理参考 本品含苷类、多糖、黄酮、氨基酸、微量元素等。能促进机体代谢，抗疲劳，促进血清和肝脏蛋白质的更新；有明显的利尿作用；能消除实验性肾炎尿蛋白；能改善贫血；能升高低血糖，降低高血糖；能兴奋呼吸；增强和调节免疫功能，可提高机体抗病能力；抗流感病毒，有较广的抗菌作用；能增强心肌收缩力，保护心血管系统，抗心律失常，扩张冠状动脉和外周血管。降低血压，能降低血小板黏附力，减少血栓形成；有降血脂，抗衰老，抗辐射，保肝等作用。

白术　健脾燥湿止带，利尿止汗安胎

白术，甘、苦，温。归脾、胃经，入胞宫。功能补脾健胃，燥湿利水，止汗安胎。

应用

1. 补脾健胃　妊娠、产后脾虚不运，胃失和降，则可致食少腹满，呕吐恶阻等。常与党参、半夏、陈皮、茯苓、甘草、砂仁等配伍，方如香砂六君子汤，以健脾和胃，降逆止呕。

2. 燥湿利水　脾主运化，脾气不足，运化失司，则水湿内生，滞留脾胃，而致经期、妊娠、产后泄泻，水肿，带下等病证。脾虚湿流任带之带下，与人参、白术、山药、苍术、陈皮、柴胡等配伍，方如完带汤，以益气健脾，除湿止带；脾虚湿注于肠之妊娠、产后腹泻，与黄芩、白芍、茯苓、白术、陈皮、山药、车前子等配伍，方如《温病条辨》四苓芩芍汤，利湿止泻；脾虚水停之经行、妊娠水肿，与黄芩、桂枝、茯苓等配伍，方如防己茯苓汤，可健脾益气，利水消肿。

3. 固表止汗　本品具止汗之功，善治气虚卫气不固之自汗。如体弱、病后、手术后、绝经前后、产后自汗出，常易感冒者，宜与黄芪、防风等配伍，方如玉屏风散，较重者用补中益气汤加

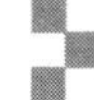

浮小麦、桂枝、白芍等，可益气固表，祛风止汗。

4. 安胎　妊娠赖脾气运化水谷以养胎摄胎。脾气虚，胎失所摄所养，则易发生胎动不安，妊娠腹痛，封闭抗体阴性之滑胎。药理研究白术能抑制子宫兴奋性收缩，因而有安胎作用。常与黄芩、当归、白芍、菟丝子、续断、阿胶等配伍，如经验方安胎固冲汤[25]、固本培育汤[26]补脾气而安胎。

病案举例　伍某，27 岁，有 1 次自然流产史，此次妊娠 5 周，阴道出血 3 天。B 超提示：宫内孕 5+ 周；血 HCG：8600IU/L，P：30nmol/L。伴倦怠腰酸，舌红苔薄，脉软滑数。诊为胎动不安，用安胎固冲汤以补肾养血，止血安胎：熟地黄 10g，生地炭 10g，阿胶 12g，艾叶炭 10g，白芍 10g，山茱萸 12g，黄芩 10g，菟丝子 25g，续断 15g，桑寄生 15g，苎麻根 15g，甘草 6g。5 剂，煎服，1 日 2 次。

服药后复诊，腰酸已止，下血未停，大便稀溏，舌脉如上，此脾肾两虚证。予上方加白术 15g，6 剂，服 3 剂血止，大便复常。B 超：宫内活胎 6+ 周，可见胎心搏动。血 HCG：28600IU/L，P：65nmol/L。继续使用二诊方加减，调治 10 天而愈。

“白术、黄芩乃安胎圣药”之说，出自《丹溪心法·金匮当归散论》：“妇人有孕则碍脾，运化迟而生湿，湿而生热，古人用白术、黄芩为安胎之圣药，盖白术补脾燥湿，黄芩清热故也。”余谓此说不可拘泥，脾虚者自当用白术，无热则不用黄芩；有热无脾虚者，则不用白术而用黄芩。湿热相兼者，则二者同用。

6. 助孕　白术与黄芪均有提高免疫功能作用，虽不如黄芪应用广泛，然亦是治脾气虚不孕，脾肾阳虚免疫性不孕的重要药物，如经验方调经毓麟汤[1]、河车毓麟汤[43]均用之。

刘云鹏先生善于应用炒白术，且用量较大，谓白术是补后天脾胃，助气血之源要药。经验方固本培育汤[26]和傅青主之固本止崩汤，完带汤等方均重用其30g以补后天。

此外还可用于内、儿科脾胃虚证之倦怠食少，呕恶便溏，泄泻；脾阳不足之痰饮内停，心悸，水肿；脾虚卫气不固之自汗，常易感冒等。如慢性肠炎，肠功能紊乱，消化不良，胃肠溃疡，肾病水肿，慢性肝、胆疾病，糖尿病，部分肿瘤属脾气虚者。

古代本草经，载术而无苍、白之分，自汉代后，才分苍术和白术，二药性味苦温，均以健脾燥湿为主要功效，故为脾胃要药。但苍术味辛而燥烈，以燥湿运湿见长，适用于湿盛实证，并有发汗之功；白术味甘而和缓，以健脾益气为主，适用于脾虚湿困证，还有止汗、利尿、安胎之功。此为二者不同之处。

用量用法　6~15g，炒用可增强补气健脾，燥湿止泻作用。热病伤津，阴虚燥热者不宜用。

药理参考　有明显而持久的利尿作用，且能促进电解质特别是钠的排出。对肠管活动有双向调节作用。有防治胃溃疡作用；能促进细胞免疫功能；有一定提升白细胞作用；有强壮、保肝、利胆、降血糖、抗血凝、抗菌、抗肿瘤及镇静作用等。白术提取物对小鼠子宫兴奋收缩有明显抑制作用，亦可拮抗催产素对在体怀孕豚鼠子宫的紧张性。

山药　补脾肺肾，止带调经并止消渴

山药，甘，平。归脾、肺、肾经。功能补脾、肺、肾，益气滋阴，固精止带。

应用

1. 补脾止带止泻　本品性味甘平，既能补脾气，又能养脾阴，

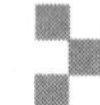

作用缓和，不寒不燥，补而不滞，为平补脾胃常用之品。用于脾虚带下，症见带下量多，日久不愈，色白或淡黄，质稀薄，无异味，神倦乏力，纳少便溏，舌淡苔白，脉虚。常与人参、白术、陈皮、甘草、柴胡等配伍，方如《傅青主女科》完带汤、易黄汤以健脾止带。也用于经期、妊娠、产后脾虚泄泻，浮肿，配伍药大致如上。方如参苓白术散，可健脾止泻消肿。

2. 补肾益经孕产　本品入肾，可补肾气滋肾阴，常用于肾虚证。如月经不调，崩漏，绝经前后诸症，不孕，流产，带下，妊娠期糖尿病等。与熟地黄、山茱萸、菟丝子、枸杞子等配伍，方如左归丸、右归丸、归肾丸等。山药在其中虽为臣药，然亦不可缺，与君药协同，相得益彰。

此外，山药是治糖尿病要药，还常用于各种慢性腹泻，消化不良，水肿，消渴，肺虚咳喘，遗尿，遗精早泄等。山药性平和缓，亦食亦药，广泛用于各科多种疾病，但均属臣、佐之味。如《本草正》所言："山药，能健脾补虚，滋清固肾，治诸虚百损，疗五劳七伤。第其气轻性缓，非堪专任，故补脾肺必主参、术，补肾水必君茱、地……但可用为佐使。"消化不良者，可单用研粉，做糕，食用。

用量用法　10~30g。滋阴宜生用，健脾止带止泻宜炒用。

药理参考　山药对实验性大鼠脾虚模型有预防和治疗作用，对肠管有双向调节作用，有助消化作用，对细胞免疫和体液免疫有较强的促进作用，并有降血糖、抗氧化作用。

甘草　益心脾气，缓急解毒，"国老"之称

甘草，甘，平。归心、肺、脾、胃经。功能补脾益气，缓急

止痛，清热解毒，调和诸药。

应用

1. 补脾益气　本品味甘，有补益脾气之功，用于治脾胃气虚之月经不调，闭经，痛经，崩漏，妊娠恶阻，经行、妊娠腹泻，腹痛等而伴见倦怠乏力，食少便溏，胸闷呕恶者。多用作辅佐人参、白术等药，如固本止崩汤、逍遥散、十全大补汤、温经汤等。

2. 补益心气　本品有补益心气，复脉之功。用于心气不足之心动悸，脉结代。此证多见于妊娠，以其气血下行养胎，难以养心充脉而然。以炙甘草为主药，配入人参、阿胶、生地黄、桂枝、麦冬等，方如炙甘草汤。每用本方补益心气心血以复脉。若伴胎动不安者，待心悸、脉结代改善后，再以益气养血安胎为治。

病案举例（刘云鹏先生医案）高某，28岁，本院护士，妊娠5周，心悸气短，倦怠，腰酸，睡不安神来诊。脉象结代，舌淡红苔薄。患者告知有“室性心律不齐”史。诊属气血不足，心脉失养。治宜补心气，养心血以复脉。予炙甘草汤加减：炙甘草15g，红参6g，生地黄15g，桂枝6g，阿胶10g，麦冬10g，大枣10g，生姜10g，桑寄生15g。7剂，煎服。

药尽复诊，心悸，脉结代明显减少，原方加艾叶炭、菟丝子辅以养胎。再7剂，悸除脉复，精神好转，睡眠亦安。之后B超检查可见胎心，心电图检查未见明显异常。

3. 消抗助孕　甘草对免疫失调呈双向调节作用，能提高免疫功能。因此是用于治疗免疫性不孕、流产、滑胎的重要药物。治此类病证诸经验方中，都使用了甘草，虽未担任主药，也是重要成分，在方中协同诸药更好地起到调节免疫功能的作用。

5. 养心安神　用于治忧思抑郁过度，心气肝血不足，心失充养，心神无主之脏躁。症见精神恍惚，常悲伤欲哭，不能自主，

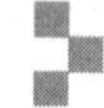

心中烦乱，哈欠频作，舌淡红苔少，脉细。妇女抑郁症，经期或绝经前后出现上述证候者，用甘麦大枣汤加生地黄、百合、酸枣仁、龙骨等，以疏肝解郁，养血安神。《金匮要略》云："妇人脏躁，喜悲伤欲哭，像如神灵所作，数欠伸，甘麦大枣汤主之。"

病案举例　余某，30岁，未婚，性情内向，近2年来因感情问题经常失眠，心烦，郁郁不欢，常不自主悲伤欲哭，倦怠乏力，经期加重，甚至言行失常，月经先期，量少，舌淡红苔薄，脉弦细。诊时正值经期。证属心阴不足，肝气不疏之脏躁，治宜养心安神，疏肝和中。方用加味甘麦大枣汤：甘草10g，小麦30g，大枣10枚，生地黄15g，百合10g，酸枣仁20g，玫瑰花3g，合欢花5g，黄连6g。6剂，水煎服，1日2次。药尽经净神安，续服10剂，后去黄连、玫瑰花、合欢花，加郁金10g，15剂，熬膏，2匙冲服，日2次。此后月经、精神恢复正常，2年后恋爱结婚，较少复发。

6. 缓急止痛　甘草配芍药较广地用于多种痛证。如痛经，盆腔炎，妊娠腹痛等。方如温经汤、当归芍药散、胶艾汤等。也用于血虚筋脉失养之妊娠下肢痉挛，药如炙甘草配白芍、桂枝、木瓜等。治产后肢体麻木疼痛者，与独活、续断、黄芪、当归、甘草、防风、川芎、鸡血藤、牛膝等配伍，方如三痹汤。"肝苦急，食甘以缓之。"急，挛急之意。本品味甘，善于缓急止痛，与芍药相伍，即《伤寒论》芍药甘草汤，为治挛急疼痛之基础方。根据证情，配以相应药物。

7. 调和药性　本品性和缓，在很多方剂中可能起到调和药性的作用。可用之以缓和其他药物的烈性，还有使不同性质的药物取得协调作用。如与补药相配，可使补而和缓持久，方如八珍汤；与大黄、芒硝等泻下药配伍，可缓和其峻，使泻而不速而不伤胃气，如调胃承气汤；与石膏、知母等配伍，可缓和其寒凉，以防伤胃而不减药效；与附子、干姜等配伍，可缓和燥热之性，防其伤阴，方如附子理中汤；与麻黄、桂枝配伍，防其发散太过伤津，且护胃气，如麻黄汤、桂枝汤；甘草在各类方药中，能使各药互相协调无争，而发挥更好作用，故有“国老”之称。

其虽能调和诸药，也有与其不和者，如大戟、芫花、甘遂不能与之同用。海藻传统认为与其相反，现代认为可同用。本品有甘壅之弊，湿盛胀满、水肿者不宜用。大剂量久服可致钠水潴留，引起水肿。

甘草还有很好的清热解毒作用，用于热毒疮疡，咽喉肿痛等。用于多种药物、毒物中毒，如附子、天南星、棉酚、放化疗药、农药、蛇毒以及食物中毒等，有一定的解毒作用。《本草汇言》谓之“和中益气，补虚解毒之药也”。

此外还常用于内、儿科脾胃虚弱，中气不足，倦怠乏力，胃脘疼痛，心阳不振，心悸胸痛，感冒咽痛，咳嗽痰多，疮疡肿毒等病证。包括慢性胃炎，胃及十二指肠溃疡，肠炎，支气管炎，肺炎，慢性肝、胆疾病，心血管疾病，高血脂，冠心病，配合肿瘤化疗，肾上腺皮质功能和甲状腺功能减退等。

用量用法 3~15g。生用性微寒，可清热解毒；蜜炙性微温，可增强补气之力。

药理参考 有抗心律失常作用；有抗溃疡，抑制胃酸分泌，缓解胃肠平滑肌痉挛及镇痛作用。有明显的镇咳，祛痰作用。有抗菌，抗病毒，抗炎作用。对人体免疫功能具有双向调节作用，部分成分能增强细胞免疫和体液免疫功能，部分成分又能抑制体液免疫和抗过敏，抗变态反应。有解毒作用，有类似肾上腺皮质激素样作用；还有抗利尿，降脂，抗动脉粥样硬化，保肝，抗肿瘤等作用。

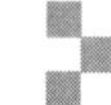

大枣　补脾止泻，养心神调和营卫

大枣，甘，温。归脾、胃、心经。功能补中益气，养血安神，调和药性。

应用

1. 补脾益气　本品甘温，善补脾气，多用治脾虚诸证。如经期、妊娠、产后以及绝经期前后脾胃虚弱之腹泻。配伍人参、白术、茯苓等药，方用参苓白术散。

2. 扶正祛邪　本品能补脾气，扶正祛邪。用于治脾胃虚，寒热错杂之经期、妊娠胸痞，呕吐，泄泻。配伍人参、甘草、半夏、黄连等，方如半夏泻心汤。用治热入血室，配柴胡、人参、甘草、生姜等，方如小柴胡汤。大枣在其中佐人参、甘草，扶正祛邪。

3. 调和营卫　大枣配生姜，善于调和营卫。如经期、产后感冒，和病后、手术后以及绝经前后，出现乍寒乍热，出汗之营卫不和证。与桂枝、白芍、甘草配伍，方如桂枝汤。

4. 养血安神　本品甘润，益气和中，补脾生血，润燥缓急，滋养心血以安神。为治疗脏躁之要药。见甘草篇。

大枣还可配用于峻烈之剂中，以保护胃气，缓和毒烈药性，攻邪不伤正。如葶苈大枣泻肺汤治卵巢过度刺激征之腹水、胸水。

大枣为亦食亦药之品，可用来煮水煲汤，煮粥，作保健品常服，以补气养血。

用量用法　3~10 枚。湿盛脘腹胀满者慎用。

药理参考　能增强肌力，增加体重。增加胃肠黏液，纠正胃肠病损，保护肝脏。有镇静、催眠作用。

二、补血药

凡能补血，以治疗血虚证的药物，称为补血药。

熟地黄　滋补肝肾，调经止血助胎孕之佳品

熟地黄，甘，微温。归肝、肾、心经。功能滋肝肾，补阴血，填精益髓。

应用

1. 养血调经　本品甘温质润，有补血养血调经之功。盖妇女以血为本，以血为用。肝血亏虚，则冲任失养，而致月经量少，后期稀发，闭经等。常与当归、白芍、川芎、阿胶、人参、白术等配伍，方如十全大补汤，以补气养血调经。

2. 止血　“经水出诸肾”，肾气不虚，冲任得固，反之则冲任不固，而致月经量多、经期延长、崩漏、产后恶露不绝等。本品有固冲任、止血之功效，常与阿胶、艾叶炭、白芍、山茱萸、山药、枸杞子、旱莲草等配伍，如经验方固冲汤[2]、清经散、师传经验方调补肝肾方[40]以及将军斩关汤等。熟地黄在这些方中占主要地位，甚至重用至30g。

病案举例　（刘云鹏先生医案）李某，53岁。患者绝经3年，近5天阴道出血，量偏多，伴头晕倦怠，口干心烦，神情紧张，多梦，腰酸膝软。舌红，苔薄，脉弦细。妇科检查：阴道内较多血污，色红，宫颈较小，轻糜，子宫偏小，压痛（-），双附件（-）。诊断：经断复行。证属肝肾阴虚，君火妄动，下扰血海。治宜滋补肝肾，清心止血。方用调补肝肾方加味：熟地黄30g，生地炭

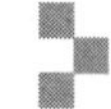

10g，白芍15g，枸杞子15g，酸枣仁15g，黄连5g，阿胶12g。5剂，水煎服，1日1剂。

二诊：药服尽，阴道血止，余证均见减轻，舌脉如上。B超检查子宫偏小，其内未见明显异常回声，双附件（−）。宫腔镜及病检未发现子宫内膜异常和肿瘤。守上方去生地炭、熟地黄减为25g，加山茱萸12g、生地黄12g。6剂。嘱其心态平和，忌过度劳心，饮食清淡而富营养。此后未再出血。

3. 补虚　本品为补血补肾之要药。产后、手术后、失血等所致之气血两虚证，常与人参、黄芪、白芍、当归等配伍，方如人参养荣汤，以气血双补。由体虚、大病、房劳多产、绝经前后诸虚等所致肝肾亏虚证，常与山茱萸、山药、菟丝子、枸杞子、当归、附子、鹿角胶等配伍，方如左归丸、六味地黄丸、右归丸、肾气丸等，均以熟地黄等为君，以补肾填精、调补阴阳。

4. 助孕安胎　肾为生殖之本。精充血足，肾气不虚，则能摄精而结胎珠，胎元得养而安。反之则易致不孕、胎漏下血、胎动不安、滑胎。熟地黄滋补肾气肝血，为助孕安胎之要药。如调经毓麟汤[1]、补肾调经方[49]、固本培育汤[26]等。用于不孕、流产诸经验方，均以之为主要药物。

病案举例　洪某，28岁，婚后自然流产1次后，5年未孕。月经常3~5月不潮，多次B超检查提示无排卵，多囊卵巢改变，用西药人工周期可潮经，停药则复经闭。近2~3年多次中西医诊治未见效果。诊时复经闭3月，头昏耳鸣，畏寒肢冷，腰膝冷痛，夜尿频数，性欲淡漠。舌淡黯，苔白，脉沉细软。B超：子宫切面52mm×28mm×24mm，子宫内膜厚度5mm，双附件未见异常。诊断为继发性不孕，闭经。证属肾阳亏虚，冲任胞宫失养。治宜补肾暖宫，调养冲任。方用温阳毓麟汤加味：熟地黄20g，山药

10g，山茱萸12g，杜仲15g，肉桂6g，制附子10g，菟丝子30g，枸杞子15g，鹿角胶10g，当归10g，紫河车12g，紫石英30g，覆盆子10g，五味子10g。10剂，水煎服，1日1剂。

共服20剂后略感腹胀，但未潮经。舌脉如上。改用调经毓麟汤加减：益母草15g，丹参15g，熟地黄15g，当归12g，白芍10g，川芎10g，枸杞子15g，香附12g，覆盆子10g，仙灵脾12g，菟丝子30g，仙茅10g，桃仁10g，川牛膝12g。10剂。

服17剂后复诊，B超监测：子宫切面55mm×38mm×28mm，内膜厚度8mm，左侧可见一20mm×17mm卵泡回声。嘱其适时同房1~2次。守方3剂。2天后再次B超检查，提示卵泡已排。BBT双相。高温相36.7℃~36.9℃。停药观察，当月即孕。妊娠期间无恙。

此外，熟地黄还较广地用于肾病、糖尿病、慢性肝病、心血管疾病、各种贫血、男女性功能减退、肾上腺皮质功能减退、甲状腺功能减退、阴疽、骨结核等疾病。

本品入心而益心血，入肝能养肝补血，调经止血，是补血要药。还用于血虚诸证，如面色萎黄、眩晕、心悸失眠、失血等。其质润色黑入肾，滋补肾阴，填精益髓，又是补肾要药。多用于肝肾不足诸证，症见头晕耳鸣，腰膝酸痛，不孕流产等。《药品化义》谓之："专入肝脏补血……能益心血，更补肾水。凡内伤不足，苦志劳神，忧患伤血，纵欲耗精，调经胎产，皆宜用此。"

用量用法　10~30g。熟地黄滋腻碍胃，凡脾胃虚弱、气滞痰多、脘腹胀痛、食少便溏者忌服。

药理参考　有调节免疫作用。对肾上腺皮质有促进作用，对甲状腺功能有明显改善作用。对性腺功能有促进作用。有刺激骨髓，增加红细胞、血红蛋白、白细胞和血小板的作用，能加速造

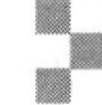

血干细胞增殖，具有显著的生血作用；能缩短凝血酶时间，促进血凝的作用。

当归 补血调经，止痛安胎下胎，女科妙药

当归，甘、辛，温。归肝、心、脾经和入胞宫。功能补血调经，活血止痛，润肠通便。

应用

1. 调经 本品具有补血活血调经之功。以当归为主要成分的四物汤,即补血活血调经之基础方。常与香附、益母草、人参、白术、桃仁、红花、黄芩、黄连、鸡血藤、桂枝、阿胶等配伍，用于多种月经不调，经期延长，闭经等。方如芩连四物汤、桃红四物汤、胶艾汤、八珍汤等。

2. 止痛 当归辛行温通，有活血止痛之功，为治腹痛，痛经之要药。用于痛经，妊娠腹痛，慢性盆腔炎，产后腹痛等。如虚寒痛经，与桂枝、吴茱萸、白芍、川芎、人参等配伍，方如温经汤；血瘀痛经，常与桃仁、红花、赤芍、延胡索等配伍，方如膈下逐瘀汤；血寒血瘀痛经，常与干姜、肉桂、小茴香、川芎、蒲黄、五灵脂、赤芍等配伍,方如少腹逐瘀汤；肝郁化热痛经,常与柴胡、香附、白芍、栀子、牡丹皮等配伍，方如宣郁通经汤；肝肾血虚痛经，常与白芍、阿胶、巴戟天、山茱萸等配伍，方如调肝汤。

治疗妊娠腹痛如当归芍药散，产后腹痛如生化汤，慢性盆腔炎腹痛如血府逐瘀汤等，均以当归为君。

3. 止血 本品能活血调经止血，常用于月经期延长，崩漏，恶露不尽以及癥瘕出血等。

（1）经期延长、崩漏属血热者，与黄芩、黄连、栀子、白芍、

牡丹皮、大黄等配伍，方如平肝开郁止血汤、经验方清热固冲汤[28]等；属气虚不固者，与人参、黄芪、白芍、姜炭等配伍，方如固本止崩汤、归脾汤等；属虚实兼夹者，与大黄炭、巴戟天、熟地黄、黄芪等配伍，方如将军斩关汤、黑蒲黄散等。

（2）恶露不尽属血滞胞宫者，与川芎、桃仁等配伍，方如生化汤。

（3）癥瘕（子宫肌瘤）出血，与白芍、生地黄、川芎、益母草、丹参、茜草、海螵蛸配伍，如师传经验方宫瘤经期方[6]。

病案举例 （刘云鹏先生医案）黄某，23岁，产后3周，恶露未尽，量时多时少，色黯，小腹疼痛，口干，舌黯红，苔薄，脉弦。诊为产后恶露不绝。证属瘀血内阻，血不循经。治宜养血活血，祛瘀止血。方用益母生化汤加味：当归25g，益母草30g，川芎10g，桃仁10g，甘草6g，姜炭6g，蒲黄炭10g，五灵脂12g。5剂，水煎服，1日1剂。药服完后，恶露绝，腹痛除。

4. 安胎　当归补血安胎之功，可用于治胎漏出血属血虚肾虚者，与艾叶炭、熟地黄、苎麻根、阿胶、白芍等配伍，如经验方安胎固冲汤[25]。胎动不安属气血不足者，常与阿胶、人参、熟地黄、菟丝子、白芍、桑寄生等配伍，方如胎元饮。滑胎属脾肾亏虚者，与菟丝子、续断、人参、白术、熟地黄、阿胶配伍，方如师传经验方固本培育汤[26]加之。《本草再新》谓之“安生胎”。

病案举例　马某，30岁。患者有ACA阳性史，半年前因过期流产而清宫，现复孕50天，1周来阴道少量出血伴腰酸，小腹隐痛，因先兆流产而入院，入院时查β-HCG 14320IU/L，P 22mmol/L，即用HCG和黄体酮治疗。诊时仍有出血，腰酸，腹痛，头晕乏力。舌红苔薄黄，脉细滑。昨日查B超：活胎，约孕7周大小，孕囊下方见20mm×25mm大小暗区。诊断为胎动不安（先

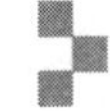

兆流产），证属肝肾不足，瘀血内留，胎动不安。治宜补肾养血，兼以活血，固冲安胎为法。用安胎固冲汤加减为治：熟地黄 10g，地黄炭 10g，白芍 20g，当归 6g，艾叶炭 10g，阿胶 12g（烊化），桑寄生 15g，续断 15g，菟丝子 25g，山茱萸 12g，黄芩 12g，苎麻根 15g，甘草 6g。6 剂，水煎服，1 日 1 剂。

药后复诊，阴道血止 1 天，腰酸，余如前。守方当归用 10g，加丹参 10g 以加强活血之功。6 剂。

此后未再出血，出现恶心，复查 β-HCG 25000IU/L，P 62mmol/L，B 超示孕 9 周，已无暗区。停药出院。

5. 下胎　治死胎不下之传统方救母丹、脱花煎中均用当归配合其他活血化瘀药以下死胎。余于人工流产不全之胚胎残留，常用当归 25~30g 与益母草、山楂、川芎、桃仁等配伍，如经验方净胞饮[4]。《本草再新》言其“下死胎”。

病案举例　患者庞某，38 岁，孕 3+ 月引产加清宫，术后阴道出血 2 周未尽，B 超示宫内混合光团 25mm×16mm。诊时阴道流血少许，无腹痛，纳食正常，大小便正常。舌黯苔薄白，脉弦滑。诊为胎物残留。治应活血逐瘀，化胚净胞为法。予净胞饮加减：当归 30g、益母草 40g、生山楂 30g、川芎 10g、桃仁 10g、姜炭 5g、三棱 15g、莪术 15g、蒲黄炭 10g、牛膝 12g、香附 12g。7 剂，水煎服，1 日 1 剂。

共服 12 剂血止，B 超复查宫内已无异常光团。余无所苦，此后经调。

6. 补血　本品甘温质润，长于补血。用于治体弱、病后、产后、失血后、手术后以及肿瘤术后放、化疗等所致气血亏虚者。常配黄芪、人参、白术、熟地黄、阿胶等，方如归脾汤、人参养荣汤等，以收补气生血之功效。凡治血虚、气血两虚方中，均须用当归。

7. 助孕　肝血不足和瘀血阻络均可导致不孕。余之助孕诸经验方，如调经毓麟汤[1]、疏肝活血通管汤[17]等均用当归以养血调经，活血通络。

此外，当归尚有润肠通便之功。对妇女血虚便秘、妊娠便秘，在相应方中用之。

当归广泛用于妇科多种疾病，在相应的方剂中，非君即臣，作用重要，为妇女之良药。药理研究表明，对子宫有兴奋和抑制作用，大量可加强子宫收缩。关于下死胎，古人因条件所限，用中药下死胎，不安全，有大出血危险！现代人工流产、宫腔镜清宫较为安全有效。因而余不用以下死胎。对人工流产、引产胎盘、胚胎组织残留，则于用之相应方中下残胎，有良效。

关于用当归安胎，南方医家多不用之，虑其辛温以动血。然《金匮要略》治胞阻腹痛下血之胶艾汤，不但用当归，而且还用川芎，其意在通胞脉之血滞；配地黄、白芍、阿胶等养血敛阴，固冲任以止血安胎。胎动不安、流产，尤其是反复流产，包括免疫性流产，多因胞脉阻滞，甚至胎盘梗死，胚胎缺血缺氧而致胎死腹中或流产。药理研究表明，当归能扩张血管，促进微循环。其辛通活血，可改善胞脉瘀滞，以利胎元之供血供氧而养胎保胎。余初至羊城，查房时有先兆流产者，处以安胎固冲汤，患者因方中用当归提出异议，余解释后仍不服药。此后凡此类病证，即不开当归。无出血者，应用当归有效无碍。

关于助孕，亦因本品辛行温通血脉之功，多用于月经后期，量少，腹痛，排卵障碍者，尤其是免疫性不孕。当归养血活血调经，能改善血液循环，提高免疫功能，故能助孕。

当归、熟地黄性甘温，均能补血调经，助孕安胎。但熟地黄能滋养肝肾之阴，适用于血虚阴亏之证；当归又能活血止痛，适

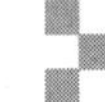

用于血虚血滞之证。

此外，还用于治各种贫血，植物神经功能紊乱，心、脑血管疾病，如心律不齐，冠心病，脑血管意外后遗症，慢性气管炎，肺气肿，慢性肝、肾疾病，风湿骨关节病，脉管炎，跌打损伤，痈疽疮疡等疾病。

用量用法 煎服6~30g。用以补血安胎以6~10g为宜。用以调经止痛，则10~15g。用以恶露不尽、下残胎，应用25~30g为佳。湿盛中满，大便泄泻者忌服。

药理参考 对子宫有双向调节作用。所含挥发油对子宫有抑制作用，使子宫松弛。水溶性成分对子宫有兴奋作用，使子宫收缩作用加强，大量给药可出现强直性收缩。有增强免疫功能和抗变态反应作用。能显著促进红细胞、血红蛋白、白细胞生成，能刺激造血干细胞增殖。有明显抑制血小板聚集和抗血栓形成的作用。有扩张冠脉作用，抗心律不齐，抗心肌缺血。可以扩张外周血管，降低阻力使血压下降。有降脂、利胆、保肝、保肾作用。能解除支气管痉挛。有抗菌、抗肿瘤作用。

白芍 养血柔肝，调经解痉和营要数白芍

白芍，苦、酸，微寒。归肝、脾经，入胞宫。功能养血敛阴，柔肝止痛，平抑肝阳。

应用

1. 调经 用于肝失疏泄之月经不调，如月经量少、不畅，经行乳胀、胁痛等。与柴胡、当归、甘草、白术、枸杞子、生地黄、香附配伍，如经验方调经1号[15]等以养肝调经。

2. 止痛 白芍为养血柔肝，缓挛急，止痛之要药，用于肝郁

血瘀之腹痛、胁痛等病证。如肝郁气虚之腹痛胁痛者，与柴胡、当归、白术、甘草等配伍，方如逍遥散；气滞血瘀之痛经、慢性盆腔痛等，与当归、川芎、桃仁、红花、香附、延胡索等配伍，方如膈下逐瘀汤；阳虚胞寒之痛经，与当归、桂枝、吴茱萸、川芎、甘草、党参等配伍，方如温经汤；肝血虚之妊娠腹痛，与当归、川芎、甘草、艾叶、白术等配伍，方如胶艾汤，当归芍药散以养血止痛。

3. 止晕　“治风先治血，血行风自灭。”本品用于经期眩晕属气血不足，痰浊上犯者。与半夏、天麻、人参、茯苓、当归等配伍，常用经验方定眩汤获佳效。用于妊娠眩晕属肝肾阴虚者，与地黄、山茱萸、枸杞子、当归、龟甲、石决明等配伍，如杞菊地黄汤以柔肝息风。

4. 调和营卫　用于妊娠、经期、手术后、更年期妇女出现乍寒乍热，汗出，倦怠，或恶心等营卫失调症候。常与桂枝、甘草、生姜、大枣、黄芪等配伍，方如桂枝汤。

5. 止淋痛　用于经期、妊娠小便淋痛。白芍有利小便之功，与当归、茯苓、车前子、栀子、甘草等配伍，方如加味五淋散以利尿通淋。

6. 缓挛急　本品具缓急止痛之功，用于妊娠血虚腿脚挛急，与甘草、当归等配伍，方如芍药甘草汤。

7. 治泻痢　用于妊娠、经期湿热泄泻腹痛，与黄芩、茯苓、陈皮、猪苓、白术等配伍，方如四苓芩芍汤。用治产后痢疾便脓血，与白头翁、黄连、黄柏、阿胶、甘草配伍，方如白头翁加甘草阿胶汤用之，以止痢止痛。

此外，本品还可根据不同配伍常用以治内科肋间神经痛、冠心病、高血压、急性肝胆疾病、慢性肾炎、消化性溃疡、肠炎痢疾、

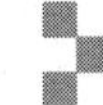

风湿关节疼痛等。

本品味酸有敛肝阴、养肝血的作用，是养血调经基础方四物汤组成之一。虽为佐药,但其敛阴、养血柔肝之功,在方中相辅相成，使血虚者得之可收补血之功，血滞者得之可奏行血止痛之效。

用量 6~30g。

药理参考 对平滑肌有明显的解痉作用，可抑制子宫收缩，对抗胃痉挛。有镇痛、镇静、抗惊厥作用。有抗缺血、抗心肌缺血及抗血小板血栓作用。对多种细菌、真菌均有抑制作用。有提高免疫功能。有抗消化溃疡和保肝作用。

阿胶 功擅止血，补血滋阴安神首推阿胶

阿胶，甘、平。归肺、肝、肾经。功能补血、滋阴、润肺、止血。

应用

1. 止血 阿胶味甘质黏，是止血要药。可用治各种原因（热、虚、瘀等）引起之冲任不固而致月经量多、经期延长、崩漏、胎漏下血、产后恶露不绝以及癥瘕出血等。肝郁化热者，与柴胡、白芍、生地黄、栀子、牡丹皮配伍，如平肝开郁止血汤加之；气虚不固者，与人参、黄芪、白术、熟地黄等配伍，方如固本止崩汤；阴虚不固者，与生地黄、白芍、地骨皮、玄参等配伍，方如两地汤；血虚冲任受损者，与艾叶炭、生地黄、白芍、当归等配伍，方如胶艾汤；气血不调，冲任失固者，与蒲黄炭、地榆炭、香附、当归、熟地黄等配伍，方如黑蒲黄散；虚中兼瘀，日久不止者，与黄芪、大黄炭、巴戟天、白术等配伍，方如将军斩关汤；中老年崩漏，脾虚阴伤者，与赤石脂、生地黄、白芍、白术等配伍，如业师家传经验方健脾固冲汤[47]。以及子宫肌瘤之月经

过多、经期延长者，与熟地黄、当归、白芍、川芎、益母草、丹参等配伍，如经验方宫瘤经期方[6]。上述方中，均用阿胶固冲止血，不可或缺。

2. 补血　阿胶为血肉有情之品，是补血要药。药理研究有明显的补血作用，因而可用以治各种血虚证。如崩漏，月经过少，闭经，伴头晕、倦怠气短，心悸失眠等。与黄芪、人参、白术、当归、酸枣仁等配伍，如经验方十全调经汤[24]，归脾汤加之，亦可单用。

病案举例　王某，40岁，子宫肌瘤手术剔除术后1年，近半年来月经偏多，检查未见肌瘤复发，电话相求简便方。余得知其平时头晕眼花、心悸倦怠，相告可能平时气血已虚，术后更虚。即授之一方：阿胶10g，红参5g（1天量），连续服半月。半月后复来电相告，精神转佳，上述症状明显减轻，潮经1次，经量明显减少，5天即净。嘱停药10天，再服半月，此后虚复经调。

3. 养心通脉　阴血不足，阳气虚弱以致心失所养，血脉不充而心动悸、脉结代。此类病证，妊娠后常可出现。与炙甘草、麦冬、生地黄、人参、桂枝等配伍，方如炙甘草汤。阿胶在方中，虽为佐药，然滋心阴、养心血、充血脉之功，不可缺少。

病案举例　（刘云鹏先生医案）李某，30岁，妊娠6周，相关孕前检查妊娠正常，但近来出现心悸，心电图提示：室性早搏。诊时知其睡眠不安，口干乏力，舌红苔薄，脉结代。此为妊娠之后，阴血聚而养胎，心失所养。治宜益气养血，滋阴复脉，方用炙甘草汤加减：炙甘草15g，红参10g，阿胶10g，生地黄10g，麦冬10g，生姜10g，大枣10g，酸枣仁15g，桂枝10g。5剂。药服完后，心悸、结代脉未现，睡眠复常。再服3剂以巩固效果，之后孕期安然。

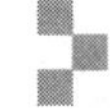

4. 滋阴安神　绝经前后、经行前后和妊娠，常有肾水亏于下，心火亢于上而致心中烦热、不得卧，口干咽燥，舌红苔薄，脉细数等。与黄连、黄芩、白芍、酸枣仁、夜交藤、鸡子黄配伍，方如黄连阿胶汤，以“泻南补北”滋肾水、泻心火，使神安得卧。

此外，还常用治多种出血证，以及阴虚肺热肺燥之咳嗽少痰、口干咽燥、痰中带血丝等。热证伤阴之虚烦不得眠和温病后期、阴虚风动等。

关于阿胶止血，药理研究未见有止血作用。然自古以来，均认为阿胶为止血要药，用以治多种失血。张仲景在《金匮要略》中用胶艾汤治漏下、半产后、妊娠胞阻三种下血，阿胶止血之功可见。《本草纲目》谓之：“疗吐血衄血、血淋尿血，肠风下痢，女人血痛血枯，经水不调，无子，崩漏带下，胎前产后诸疾。”即概括了阿胶止血补血之功效。

用量用法　5~15g。宜烊化冲服。脾胃虚弱，中满便溏者慎用。

药理参考　有显著的补血作用。对失血性贫血，作用优于铁剂，对红细胞、血红蛋白、白细胞、血小板有显著的增加作用。可使血钙浓度轻度增高，但对凝血时间没有明显变化。

何首乌　补肝肾益精血，润肠藤安神

何首乌，苦、甘、涩，微温。归肝、肾经。功能补肝肾，益精血，解毒，通大便。

应用

1. 绝经前后之肝肾不足诸症　症如头晕眼花、头发早白、耳鸣失眠、腰膝腿软等，与桑椹子、黑芝麻、杜仲等配伍，方如首乌延寿丹。阴虚阳亢之高血压，与天麻、桑寄生、白芍、石决明、菊花、黄芩等配伍，方如天麻钩藤饮加用之。因其补益肝肾而不滋腻，于诸虚证而脾胃亦不健者，可以制首乌代熟地黄，滋而不腻，不碍胃。

2. 妊娠便秘　妊娠后血聚养胎，阴血不足以润肠道而便秘，临床较常见。虽不是大病，但长期便秘，虚坐努挣，有碍胎之虞。常与当归、生地黄、玄参、麦冬等配伍，方如增液汤加生首乌10~12g。并用治虚人、绝经后便秘，可解便结之苦。

3. 妊娠身痒　妊娠血虚，肌肤失于濡润而干燥瘙痒，或发痒疹、风团等血虚生风症。“治风先治血，血行风自灭。”与当归、白芍、防风、黄芪、荆芥等配伍，方如当归饮子，以滋阴润燥、养血祛风。此类证候，临床亦多。

何首乌有制、生之别，制何首乌补肝肾、益精血，通常用于肝肾亏虚，血虚失眠，腰酸脚软。生何首乌，解毒润肠通便，通常用于便秘、瘰疬疮疡、皮肤瘙痒等证。

何首乌、熟地黄均能补肝肾、益精血。然熟地黄滋阴之力较强，为何首乌所不及。但何首乌补而不腻，不寒不燥，作用温和，对虚而不耐滋腻者，尤为相宜。

用量用法　10~30g。痰湿较重，便溏泄泻者不宜用。

药理参考　可显著促进造血功能。有调节免疫功能，降血脂，抗动脉硬化作用。有扩张血管、抗心肌缺血作用。以及保肝、抗衰老、抗氧化作用。生首乌含蒽醌，可显著促进肠道推进和泻下作用。

附：首乌藤　又名夜交藤，甘，平。归心、肝经。具补养阴血，养心安神之功。主要用于阴血虚少之失眠多梦，心神不宁，眩晕等。常用之于经期、产后、妊娠和体外受精、胚胎移植前后之焦虑不安，失眠多梦等。多与合欢花、酸枣仁、柏子仁、麦冬、

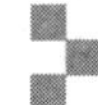

当归等配伍，或加入逍遥散等方中，有良效。用量15~30g。

补气药、补血药小结

气是由肾中精气、脾胃运化而来水谷精气和肺吸入清气所组成，并充沛于全身，无处不到。血是饮食物经脾胃消化、吸收成水谷精微生化而成，循行于脉中，以营养和滋润全身各组织、脏腑的生理功能。气属阳，血属阴。气血共同维持机体的正常功能活动。《难经·二十二难》谓："气主煦之，血主濡之。"气能生血，气能行血，气能摄血。因此有"气为血帅"之说。又有"血为气之母"之论，血是气之载体，并以养气，二者相互依存，相互为用。若气虚，则功能不足，血虚，则物质匮乏，则难以维持机体正常活动。

本篇补气药中，人参之功最全，以其"大补元气"。《神农本草经》将人参列为上品，言："补五脏、安精神、定魂魄、止惊悸、除邪气、明目、开心益智。久服轻身延年。"在妇科，有复脉固脱，调经养血，助孕安胎，扶正祛邪之功。有病治病，无病养生。然须具备气虚血亏等证候才适用，不可不辨，否则亦有副作用。西洋参之功与人参大同小异。补气之力，弱于人参。其味苦性凉，故又兼能清热养阴生津之功。党参性味与人参大致相同，但作用缓和，药力较弱，于气虚轻症，可代人参，然急重证，血证虚脱，则党参难以胜任，无益气固脱之功。太子参与西洋参性味功用相近，但弱于西洋参，适用于气阴不足之轻证。

黄芪为补中益气之要药，有补气升阳，固卫止汗，扶正祛邪，利水消肿，益气摄血，补气生血，补气通络等作用。其随表药去表，随里药入里。广泛用于妇科经、带、胎、产、杂病，"为补气诸药之最"。白术、山药、大枣亦为健脾补中要药，白术可抑制子宫收缩，并可安胎；山药并可滋肾阴；大枣又能调营卫，养心安神。三者虽不如参芪常为主药，然其为臣为佐，相辅相成，亦属重要。甘草有补脾肺之气，提高免疫功能，消抗助孕，养心安神，缓急止痛，调和药性，清热解毒之功。可君可佐，尤其甘当“国老”。在各类方中，能使各药互相协调无争，而更好发挥作用，实属难能可贵。正如《本草纲目》引李杲言：“其性能缓急，而协调诸药使之不争。故热药得之缓其热、寒药得之缓其寒，寒热相杂者，用之得其平。”治疗气虚的药物，临床应用须与养血养阴之品配伍，以更好地发挥其补气功能。否则会气有余便是火，或者浮散升越为害。

药理研究表明，补气药可增强机体免疫功能，产生扶正祛邪作用。能提高学习记忆功能，改善内分泌功能。促进造血功能，改善消化功能，延缓衰老，抗氧化，增强心脏收缩力，抗心肌缺血，抗心律失常，降血脂和抗应激，抗肿瘤等作用。

补血药中之熟地黄，有滋肾阴、补肝血、填精益髓之功，益肾精以生血。药理研究表明，其刺激骨髓，能加速造血干细胞增殖，具有显著的生血作用。为补肾之首药，又是补血之良药。在妇科较广泛地用于调经、止血、补虚、助孕、安胎等，正如《本草纲目》所言：“填骨髓，长肌肉，生精血，补五脏，内伤不足，通血脉，利耳目，黑须发，男子五劳气伤，女子伤中胞漏，经候不调，胎产百病。”当归既有促进血红蛋白、红细胞的生成作用，又有扩张血管、抗血栓作用。故有补血、活血之功效，而用以补血调经止痛，助孕安胎。其止血，下胎等，又与其对子宫兴奋作用、加强收缩有关。《本草纲目》称当归“治头痛、心腹诸痛……和血补血”。《神农本草经》谓其“主妇人漏下绝子”。白芍功能养血敛阴，常与熟地黄、当归相配，辅佐地、归以养血调经。尚有柔肝缓急止痛之功，用于肝血、肝阴不足之胁痛、乳胀、妊娠

头晕头痛，妊娠腿脚挛急疼痛等。如《神农本草经》所言："主邪气腹痛……止痛、利小便。"阿胶为止血之妙品，用于治妇科多种血证，效果确切。然药理研究未见有止血作用。补血为其另一主要功效。药理研究表明，阿胶有显著的补血作用，尤其缺血所致之贫血，优于铁剂。这又与中药药性和临床实际应用相吻合，中药药理研究与临床实际结合，在辨证论治原则指导下，可参考选择用之，既可提高疗效，又不致于完全被药理所左右，中药西用。何首乌有生、制之别，制首乌能补肝肾、益精血，补而不滞，作用温和，对虚而不耐滋腻者适宜，也可替代熟地黄。如《本草纲目》所言："能养血益肝，固精益肾，健筋骨，乌髭发，为滋补良药，不寒不燥，功在地黄、天冬诸药之上。"生何首乌则解疮毒，通大便。然而补血须配以益气药，如黄芪、人参、白术等，补气以生血，脾为"气血生化之源"也。

"气为血帅""血为气母"，二者相互依存，一虚俱虚。"虚者补之"，使气足以生血，血沛以养气，则气血和调，病痛少生。

三、补阴药

具有滋养阴液功效，主要用于治疗阴虚病证的药物，称为补阴药，又称滋阴药。

麦冬　滋养肺胃清心，血证亦多用

麦冬，甘、微苦，微寒。归胃、肺、心经。功能养阴润肺，益胃生津，清心除烦。

应用

1. 血证　凡血证，如崩漏，月经过多，经期延长，经行血衄，异位妊娠出血，胎漏，恶露不绝等失血量多，或日久者，必伤阴耗气而出现口干，心悸，倦怠气短等。本品甘寒质润，长于滋阴。多与人参、五味子配伍，名生脉散。用于辨证相应方中，以益气养阴而助止血。如固本止崩汤、左归丸、将军斩关汤、师传经验方健脾固冲汤[47]、固冲汤[2]等方均可合入用之。其制剂生脉注射液用于暴崩、异位妊娠等血脱症属气阴两伤者作辅助固脱治疗。

2. 虚证　本品能补肺胃阴津之虚，用于多种肺胃阴伤病证。

（1）妊娠恶阻，气阴两虚而呕吐不止，不能饮食，头晕神疲，咽干口渴，舌红少苔，脉细滑无力等。与西洋参、半夏、竹茹、枇杷叶等配伍，如经验方加味麦冬汤[46]。

（2）经行乳胀胁痛属肝肾阴虚者，与沙参、生地黄、枸杞子、川楝子等配伍，方如一贯煎。

（3）妊娠、产后便秘，与生地黄、玄参、生首乌配伍，方如增液汤。

（4）绝经前后水不涵木之精神抑郁，多愁易怒，心烦不宁，太息胁痛等。与当归、白芍、柴胡、生地黄等配伍，如经验方养阴疏郁汤[44]。

有文献记载“麦冬含黏多糖，能促进腺体分泌”，因而能养阴生津。

病案举例　（刘云鹏先生医案）李某，25岁，妊娠8周余，因妊娠剧吐而住院，入院后给予西药输液等。近5天来逐渐加重，饮食不进，水入即吐，神倦气短，口干咽燥，烦躁不安，虽然输液，尿亦不多。舌红，少苔，脉细滑数无力。检测尿酮体（+）。诊断为妊娠恶阻。证属气阴两伤，胃失和降。治宜益气养阴，和胃止

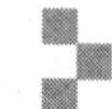

呕。方用加味麦门冬汤：西洋参 10g，麦冬 12g，法半夏 10g，枇杷叶 10g，陈皮 10g，竹茹 10g，五味子 10g，生地黄 12g，甘草 3g，大枣 15g，生姜汁适量。3 剂。水煎，1 日 1 剂，服药前先滴 3~5 滴生姜汁于舌上。西药治疗同时进行。

药服完后复诊：呕吐减轻，已能进食少量米粥，精神好转，余证已不明显。舌脉如上。守上方去生地黄，西洋参减至 6g，3 剂。药服完后，呕吐明显减轻而出院。

3. 热证　本品苦、寒，入心经以清火。用于绝经前后、手术、病热后之肾阴虚、心火亢之心烦、失眠等，与黄连、白芍、阿胶、当归、生地黄、酸枣仁等配伍，如黄连阿胶汤加麦冬、天王补心丹等以滋阴液、清心火；用于产后伤暑、发热汗多、心烦口渴等症，与西洋参、黄连、知母、石斛、竹叶、西瓜翠衣等配伍，方如《温热经纬》清暑益气汤以清暑益气养阴；胃阴不足，阳明火伤血络之经行吐衄，与半夏、山药、白芍、牡丹皮、桃仁配伍，方如《医学衷中参西录》之加减麦门冬汤以益阴降逆止血。本品清心火之力较弱，主要功用是滋养阴液。若用于热证，应与清热药配合应用，使热不致伤阴。

麦冬还用于肺燥阴虚、咳嗽痰血证；胃热阴虚，口干胃痛，饥不欲食，呃逆等证；阴虚心火，温病之热入心营，休克等，如慢性支气管炎、肺气肿、慢性胃炎、冠心病、糖尿病以及感染性疾病等。

《医学衷中参西录》谓之："专补胃阴，滋津液，本是甘寒补益之上品。凡胃火偏盛，阴液渐枯，及热伤阴，病后虚羸，津液未复。或炎热燥渴，气短倦怠。秋燥伤人，肺胃液耗等证。滋润养阴，固为必用之品。"

用量用法　10~12g。煎服。

药理参考 本品能增加冠脉流量，对心肌缺血有保护作用，能抗心律失常，改善心肌收缩力，有抗休克作用。有降血糖作用。能增强网状内皮系统吞噬能力，提高免疫功能。有一定的镇静和抗菌作用。

石斛 益胃生津滋肾，明目虚热清

石斛，甘，微寒。归胃、肾经。功能益胃生津，滋阴清热。

本品功效与麦冬相近，入胃经，滋养胃阴。所治病证，除血证外，与麦冬同。石斛可用于相应方中，可增滋阴清热之功效。

应用

本品长于滋养肾阴，清虚热，滋而不腻。用于治阴虚内热，或兼湿热之经行口舌生疮，与天冬、麦冬、熟地黄、茵陈、黄芩等配伍。方如《和剂局方》甘露饮，滋阴、清热、利湿，并行不悖。

也常用于热病伤津，烦渴，舌苔干黄者。用于治胃热阴虚之胃脘疼痛，牙痛等。也用于治肾阴亏虚之劳热，目疾等病证。

石斛清胃生津，虚热者颇宜，温病学家叶天士、王孟英等，治温病，多用之。因肺胃为温邪多犯之地，热灼津伤。石斛之甘寒滋肺胃津液，正当其用。

《本草纲目拾遗》："清胃、除虚热、生津、已劳损。"

石斛与麦冬均为甘，微寒，以养胃生津见长。但麦冬微苦，清火之力优于石斛，并可用于妇科血证伤阴证，且入肺经可润肺止咳。石斛可入肾，滋阴补肾而退虚热，并疗目疾。

用量用法 6~15g，鲜品可用15~30g。

药理参考 能促进胃液分泌而助消化、通便，有一定的镇痛解热作用，有提高免疫功能作用，对白内障有延缓作用和一定的

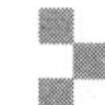

治疗作用。

百合　甘寒滋肺胃，清心安神

百合，甘，微寒。归肺、心、胃经。功能润肺清心，养阴安神。

应用

主要用于素体阴虚，或病后、经行、产后、绝经前后，心肺阴虚，或忧思过度，神志异常证。如神志恍惚，坐卧不宁，莫名所苦，不能自主等。大致包括了部分经前紧张综合征、围绝经期综合征、抑郁症、植物神经功能失调等。多与生地黄、小麦、甘草、大枣、酸枣仁、麦冬等配伍。方如百合地黄汤合甘麦大枣汤，以滋养肺胃，清心安神。《日华子本草》谓之："安心、利胆、益智、养五脏。"

还常用于阴虚肺燥之咳嗽、咳血、咽干音哑，阴虚内热之失眠等证。

用量　10~15g。

药理参考　有止咳、祛痰作用，有强壮、镇静、抗过敏、抗缺氧等作用。

枸杞子　滋养肝肾，调经助孕育

枸杞子，甘，平。归肝、肾经。功能滋肝肾，益精血，调经种子，明目。

应用

1. 调经　"经水出诸肾""冲为血海"，肝肾精血为经水之源。肝肾不虚，任通冲盛，则经水正常。反之，则经水失调，如月经量少，闭经或过多、崩漏等。常与熟地黄、山茱萸、菟丝子、山药等配伍。方如左归丸、右归丸、归肾丸、大补元煎等调经名方。枸杞子为其中重要成分，增强全方滋补肝肾之功。

2. 种子　肝肾又为生殖之本。《素问·上古天真论》："二七而天癸至，任脉通，太冲脉盛，月经以时下，故有子。"本品滋补肝肾，调经而能种子。凡有月经不调之不孕证，包括免疫性不孕、流产等，与菟丝子、熟地黄、当归、白芍配伍。治不孕诸经验方如调经毓麟汤、补肾调经汤、消抗助孕汤等均用之。

病案举例（刘云鹏先生医案）方某，26 岁，婚后 3 年多未孕，月经常提前 7 天左右，量少，10 余日方净。曾做过多种检查，诊断为"功能失调性子宫出血"。近半年来有时经期 20 余天，用药才止。曾用过人工周期，停药则如故。诊时为经期第 2 天，量少色红，头晕耳鸣，口干咽燥，腰酸。舌红苔薄黄，脉细数。诊断为原发性不孕，月经失调（功能失调性子宫出血）。证属肝肾阴虚，冲任失固。治宜滋阴清热，固冲调经。方用左归丸合二至丸加减：熟地黄 20g，山药 10g，山茱萸 12g，枸杞子 15g，菟丝子 20g，龟甲胶 10g，阿胶 10g，续断 15g，女贞子 15g，旱莲草 15g，黄柏 10g，益母草 30g。6 剂。水煎服，1 日 1 剂。

二诊：前药服完，月经已净 1 天，头晕耳鸣，口干咽燥已不明显，腰酸减轻，舌脉如前。守方 10 剂。

此后再守方 10 剂，月经来潮，量增，7 天净。按原方药调治 1 月后妊娠。

3. 安胎　妊娠之后，赖肾水以荫胎，靠肝血以养胎。若肝肾亏虚，胎失所荫所养，则易致胎动不安，甚至滑胎、流产。本品滋肝肾、益精血，多与熟地黄、阿胶、白芍、山茱萸、菟丝子、桑寄生、杜仲等配合，以治胎漏、胎动不安、滑胎等。如经验方

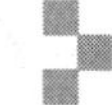

安胎固冲汤[25]加之、固本培育汤[26]等。

4. 补虚 用于病后、产后、年老、体虚、绝经前后肝肾之虚者，如头晕耳鸣，五心烦热，腰膝疼痛，小便夜多，或视物不清，或月经不调、崩漏等。常与熟地黄、山茱萸、山药、菟丝子、白芍等配伍，方如左归丸、杞菊地黄汤、经验方温阳益气汤[39]等以补肝血、肝阴，益肾精、肾气。《药性论》谓之："补益精，诸不足，易颜色，变白，明目……令人长寿。"

枸杞子，味甘质润，多汁，补益精血，兼可壮水制火，为滋补肝肾之要药，不论肾阴或是肾阳虚弱，肝血虚少，均可用之。故用于调经、种子、安胎、补虚等有良效。《本草通玄》谓之："平而不热，有补水制火之能，与地黄功同。"

此外，还常用于之肝肾阴虚，精血不足之头晕目眩，腰酸膝软，耳聋眼昏，目干内障，遗精消渴等病证。大致包括高血压、高血脂、糖尿病、慢性肝肾病、性功能障碍和干性眼病等。

如今较普遍将枸杞子用于养生保健，若是中老年或肝肾不足之体，用之配菊花泡水饮服，或配熟地黄、山药等煲汤煮粥，能起滋补肝肾，清肝明目作用。否则为滥用，亦属浪费资源。

用量 10~15g。

药理参考 有报道枸杞子对卵巢低下有改善作用，可以明显延长动情期，增加卵巢重量，刺激排卵。对免疫有促进、调节作用。可提高血睾酮水平，起强壮作用。对造血功能有促进作用。有抗衰老、抗肿瘤、降血糖、抗脂肪肝、保肝等作用。

墨旱莲 滋补肝肾，治阴虚血证

墨旱莲，甘、酸，寒。归肝、肾经。有滋肝肾阴，凉血止血之功。

应用

1. 止血　用于月经过多，经期延长，崩漏，经间期出血，胎漏以及癥瘕出血等属肝肾阴虚血热者。本品既滋肝肾之阴，又能凉血止血，多与女贞子、生地黄、阿胶等配伍，方如左归丸合二至丸，经验方养阴固冲汤[37]、安胎固冲汤[25]加之。也可单用煎服。

病案举例　白某，24岁，未婚，近3月来每于经净5天左右少量阴道出血3~5天，月经7/26天。诊时复出血5天未止，量少色红，口干，腰酸，舌红苔薄，脉细数。诊为肝肾阴虚之经间期出血。宜滋阴止血为治。处以养阴固冲汤加减：生地黄15g，玄参15g，麦冬10g，阿胶12g（烊化），白芍10g，地骨皮15g，墨旱莲15g，女贞子15g，黄柏10g。7剂，水煎服。嘱下次月经净即再服7剂。之后未再发。

2. 补虚　绝经前后、体弱、病后、手术后出现毛发脱落，头晕耳鸣，口干咽燥，腰膝酸软，舌红少苔，脉细等证候。多与女贞子、熟地黄、枸杞子、菟丝子、白芍、杜仲等配伍。方如左归丸、归肾丸、杞菊地黄丸等加之。

《本草正义》谓之“入肾补阴而长生毛发，又能止血，为凉血止血之品”，是对本品功用之概括。

此外，还常用于肝肾阴虚所致之须发早白，头晕目眩，腰膝酸软，耳鸣，男子遗精等和多种出血证。如支气管扩张咯血，肺结核吐血，溃疡病出血，衄血，尿血，便血，再障出血以及慢性肝肾病等。

用量　10~15g。

病理参考　有止血作用。有促进毛发生长、变黑作用。有提

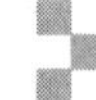

高免疫功能，保肝，消除氧自由基，保护染色体，抗菌等作用。

女贞子 滋补肝肾，治血证、不孕

女贞子，甘、苦，凉。归肝、肾经。功能滋补肝肾、止血助孕、乌发明目。本品性味功效与墨旱莲相近。墨旱莲所治之病证，女贞子亦能治之。二者常配伍相须为用，合而名二至丸，为滋补肝肾良方。用于多种肝肾阴虚病证，血证及不孕症。

女贞子与墨旱莲均能滋补肝肾，治肝肾阴虚之头晕耳鸣，须发早白，腰膝酸软及血证，不孕等证。墨旱莲性味甘、酸，寒，长于凉血止血，用于阴虚血热之出血证；女贞子性味甘、苦，凉，并能助孕、明目，其虽无止血之功，但与墨旱莲配合，可增强滋阴凉血之功，提高后者止血功效。

二至丸对细胞免疫和体液免疫均有促进作用。故常用于免疫性不孕属肝肾阴虚有热者，如消抗助孕汤。由于服药时间较长，方中熟地黄有滋腻碍胃可能，服用一段时间后，以滋而不腻之女贞子 15g 易之。于免疫性流产若阴虚较甚者，常在相应方中加墨旱莲以增强滋阴消抗，止血安胎之功效。

女贞子与枸杞子均有滋补肝肾作用，但枸杞子能平补阴阳，凡肝肾不足、阴虚、阳虚均适用，亦能补血；女贞子专滋肝肾之阴，不能补阳，亦无补血作用。

用量 10~15g。

药理参考 可双向调节免疫功能。有升白细胞作用。有降低胆固醇，预防和消减冠状动脉粥样硬化斑块作用。有抗衰老，强心，降血脂，降血糖，保肝等作用。

龟甲 滋阴潜阳，补血并祛瘀止血

龟甲，甘，寒。归肾、肝、心经，入胞宫。功能滋阴潜阳，益肾健骨，祛瘀止血。

应用

1. 祛瘀止血　本品益肾阴而通任脉，性偏寒而长于滋养肝肾和止血。阴虚内热、冲任不固之月经过多、崩漏常用之。与生地黄、炒栀子、地骨皮、阿胶、地榆等配伍，方如《简明中医妇科学》之清热固经汤。龟甲尚可去瘀血，若瘀阻冲任、胞宫，崩漏时多时少，反复难止，少腹疼痛，舌紫黯者，可配大黄、赤芍、桃仁等，方如《傅青主女科》逐瘀止崩汤。

2. 滋阴潜阳　能滋补肝肾，质重能潜镇浮阳。用于经期、妊娠、绝经前后诸症属阴虚阳亢之头目眩晕、耳鸣心烦、颜面潮红、口干咽燥、手足心热等。常与熟地黄、枸杞子、黄柏、菊花、石决明、天麻、龙骨、牡蛎等配伍。方如杞菊地黄丸合大补阴丸加减，《医学衷中参西录》之镇肝熄风汤，以滋阴降火、平肝潜阳。

3. 补肾益骨　肾主骨髓。体弱、大病后或绝经前后、中老年妇女，多易腰膝酸软、脚弱乏力等，属肾虚骨弱，与熟地黄、白芍、锁阳等配伍，方如虎潜丸加减。

龟甲一药，既滋肝肾，又能化瘀生新。《本草衍义补遗》:“主阴血不足，去瘀血。”

龟甲还常用于肾阴不足之骨蒸劳热，盗汗，或阴虚阳亢之眩晕耳鸣，面红，或热病之阴虚动风之神倦，手足瘛疭等。也用于肾阴不足之痿证，腰酸脚软，筋骨不健和小儿囟门不合等病证。治疗多种出血如再生障碍性贫血、肺结核吐血、支气管扩张咯血

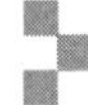

等，以及慢性肝肾疾病，高血压病等。

用量用法 10~30g。宜打碎先煎，应砂炒醋淬后用。

药理参考 能改善恢复动物“阴虚”证病理状态。能增强免疫功能。具有双向调节 DNA 合成率的效应。对子宫有兴奋作用。尚有解热、补血、镇静、抗凝血、增强冠脉流量等作用。龟甲胶有一定提升白细胞数的作用。

附：龟甲胶 由龟甲熬制而成，性味功效与龟甲大致相同。但滋阴养血作用强于龟甲，并可调经；而龟甲潜阳健骨作用强于龟甲胶，并能活血。余于阴虚血热吐衄等上部出血多用龟甲；阴虚冲任不固之崩漏，尿血、便血之下部出血多用龟甲胶。对不孕症，子宫内膜生长不良，属阴血不足，难以滋养胞宫、胞膜者，每于滋补肝肾剂中，益入龟甲胶或龟甲以滋阴活血，有入胞宫资助内膜生长之妙。一般用 10g，烊化冲服。如《本草汇言》谓之：“乃至阴之物也。大有补阴补血之功……或妇人崩带淋漓、而赤白频来。凡一切阴虚血虚之证，并皆治之。”

鳖甲 滋阴潜阳，退虚热，软坚散结

鳖甲，甘、咸，寒。归肝、肾经。功能滋阴潜阳，退热除蒸，软坚散结。

应用

1. 退虚热 有滋阴退热之功，善于治阴虚发热。如素体阴虚或房劳多产，或热病后期，久病，结核病，肝胆疾病，或肿瘤手术后、化疗后等阴血耗伤之发热。症见夜热早凉，发热不甚，热退无汗，或午后潮热，经行量少，舌红少苔，脉细数等。常与青蒿、生地黄、牡丹皮、地骨皮等配伍。方如青蒿鳖甲汤、清骨散等。

鳖甲乃蠕动之物，入肝经至阴之分，既能养阴，又能入络搜邪。与青蒿、生地黄、牡丹皮、知母等配伍，以滋阴清虚热。《温病条辨》："青蒿不能直入阴分，有鳖甲领之入也；鳖甲不能独出阳分，有青蒿领之出也。"

2. 消癥结　本品味咸，能软坚散结。用于妇女多种癥瘕，如盆腔炎性包块、子宫肌瘤、子宫内膜异位证、陈旧性宫外孕及人工流产不全、胎盘残留等。常与当归、川芎、生地黄、赤芍、三棱、莪术、丹参等配伍，方如银甲丸、经验方宫瘤非经期方[5]等。均用鳖甲助清热解毒、化瘀消癥之药以软坚散结。《本经疏证》谓之："清血热而主降主开，血以热结不通，热以血阻更甚者，并宜鳖甲主之。"

病案举例　（刘云鹏先生医案）患者余某，38岁，月经量多1年余，B超发现子宫肌壁间肌瘤，瘤体40mm×32mm。头昏倦怠，面黄心慌，舌黯淡，苔薄白，脉弦软。用宫瘤非经期方加黄芪30g，服20剂后经潮、量减。改用养血益气，活血调经之宫瘤经期方6剂，经量明显减少，7天经净。再用前方25剂，月经复常。B超复查：肌瘤仅20mm×15mm。即以原方加桂枝10g、茯苓10g、党参15g，去昆布、海藻，10剂为丸。2月丸尽，再行B超检查，宫内未见异常。

鳖甲还常用于内科之阴虚阳亢，阴虚风动，阴虚发热，癥瘕积聚等。如感染性疾病、结核病、慢性肝炎、早期肝硬化、高血压等疾病。

鳖甲与龟甲均能滋养肝肾之阴，潜制亢阳，同能治肝肾不足，阴虚阳亢等病证。但鳖甲强于滋肝阴，清虚热力较大，并能软坚散结，常用于退虚热，治癥瘕积聚等；龟甲强于滋肾阴，长于补血止血，常用于崩漏等出血证。

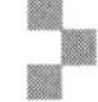

用量用法　10~25g。宜先煎。应砂炒醋淬后用。

药理参考　能增强免疫功能。有保护肾上腺皮质功能。能促进造血功能，提高血红蛋白含量。能抑制结缔组织增生，软化消散肿块等。

四、补阳药

凡能补助人体阳气，用以治疗各种阳虚病证的药物，称为补阳药。

鹿茸　补肾阳，益精血，调经止血助孕

鹿茸，甘、咸，温。归肾、肝经，入胞宫。功能温肾助阳，补益精血，强筋健骨，调固冲任。

应用

1. 调经　“经本于肾”。本品甘温、甘咸，补阳益肾。常用于治肾阳虚弱，精血不足之子宫发育不良、闭经、月经过少、月经后期，或冲任失固之崩漏。与熟地黄、山茱萸、附子、人参等配伍。方如右归丸、经验方鹿茸人参粉，以补肾阳，益精血，以充经血之源。

2. 止带　肾阳不足，封藏失职，任脉不固，滑为带下。症见量多清稀，畏寒，腰酸腹冷等。与菟丝子、附子、肉桂、黄芪等配伍。方如《女科切要》之内补丸以补命火，温肾阳，固任带。

3. 助孕　肾为生殖之本，《素问·骨空论》：“督脉……此生病……其女子不孕。”本品补肾阳，温督脉，益精血，具有生

发之气，常用于治肾阳不足，气血亏虚之不孕。与人参、熟地黄、菟丝子、杜仲、附子、紫河车等配伍。如经验方河车毓麟汤[43]、右归丸等方中均可用之。

4. 补虚　素体阳虚，或产后、病后、绝经前后、年老体弱者而见头晕耳鸣、倦怠、性欲减退、腰膝酸痛、怕冷尿频等肾阳虚弱或脾肾两虚证。可用右归丸、人参养荣丸加之。

此外，还用于再生障碍性贫血，白细胞减少症，血小板减少症，低血压，冠心病，慢性心力衰竭，乳腺病，男性性功能障碍等病证。

用量用法　1~2g。研末吞服。阳亢发热、实热者忌服。

药理参考　能提高内分泌功能，所含雄激素，能使睾丸、前列腺、精囊重量增加，睾酮含量增加；含雌激素，能使幼年雌鼠阴道开口，卵巢增大，卵泡形成，子宫体积增大，重量增加，发情。能促进生长发育，有兴奋、强壮作用。有促进造血，增加红细胞、血红蛋白及网织红细胞数量。有强心，抗衰老，提高核酸和蛋白含量，提高免疫功能作用等。

附：鹿角　味咸性温。归肝、肾经。能补肾阳，强筋骨，可作鹿茸的代用品，但效力较弱。兼有活血散瘀消肿之功。可用于疮疡肿毒，乳痈，乳腺增生等病证。余常用于促排卵。清·徐大椿云："鹿茸之中，含有胚血，不久即成角。能通督脉，贯肾水……为峻补阳血之要药，流动生发，故能行血逐瘀。鹿茸之气全，故补阳益血之功多。鹿角则透发已尽，故拓毒消散之功胜。"

鹿角胶　为鹿角煎熬而成，甘、咸，微温。归肝、肾经。功能补益肝肾、精血。功效介于鹿茸、鹿角之间，有止血作用。其治病证与鹿茸同，但较之弱，止血作用较好。亦可用于阴疽肉陷等。用量5~12g。烊化兑服。明·缪希雍谓鹿角胶"能通行

周身之血脉”。

鹿角霜　为鹿角熬胶之残渣。性味功用同鹿角而力较弱，且具收敛之性，有止血、止带、涩精、敛疮之功，可用于治崩漏、带下、遗精以及疮疡久溃不收口等。清·黄宫绣云鹿角霜“能治脾胃虚寒便泄”。

以上四味同出一物，性味功用相近，但有强弱之分，又各有其长。其中鹿茸之力较强；鹿角较弱，然具有活血散瘀消肿之功；鹿角胶介于前二者之间，性味作用较温和，且有止血作用；鹿角霜最弱，但具收敛之性。

余临床于性欲冷漠、闭经、不孕，多用鹿茸，以峻补督脉；阴疽疮疡，排卵障碍，则用鹿角，以活血散瘀消肿；促排卵、调经止血，多用鹿角胶以温养胞脉固冲任；治带下有时用鹿角霜，以收敛止带。

对肾阳虚，子宫发育不良者，以鹿茸2g、人参6g（1日量，打粉吞服）或配伍右归丸、河车毓麟汤中治之有良效。对肾阳不足之不孕，子宫内膜生长不佳，卵泡发育不良，属精血虚滞，难以温养胞脉胞膜者，每于温肾益精剂中，益入鹿角胶温养通脉。或配龟甲胶，一阴一阳补益任督、胞脉，有资助子宫内膜生长、促进卵泡发育之妙。

病案举例　李某，30岁，2年前自然流产一胎，至今未再孕。月经5/35~37天，量偏少，经期第1天腹痛，但不剧。子宫输卵管造影、免疫三抗检查均未见异常。性激素六项：FSH低于正常值。诊时月经将至，怕冷，腰酸膝软，夜尿较频。舌淡黯，苔薄白，脉弦细。诊为阳虚血滞之不孕，处以调经毓麟汤加味：益母草15g，当归10g，熟地黄12g，白芍10g，川芎10g，丹参15g，香附12g，白术10g，附子6g。7剂，水煎，于经期第5天服，1日1剂。

复诊时已是月经周期第 12 天，B 超监测示：子宫内膜 7mm，有卵泡，大小为 14mm×12mm。舌脉如上。上方加鹿角胶 10g，附子加至 10g，4 剂。服完 3 剂，复查 B 超，子宫内膜 9mm，卵泡已排，BBT 双相。予归肾丸加鹿角胶 10g、仙灵脾 10g，6 剂。当月即孕，妊娠期无恙。

鹿角胶、龟甲胶、阿胶均入肝肾，止血。用于调经，治崩漏等出血。然鹿角胶甘咸微温，长于温肾阳，通督脉，能助孕，兼活血，治阴疽内陷；龟甲胶甘寒，长于滋肾阴，养任脉，亦能助孕，兼能通血脉，与鹿角胶合用于不孕症之子宫内膜、卵泡发育不良者，则阴阳俱补，通养任、督、胞脉，有资助子宫内膜生长，促进卵泡发育之妙；阿胶甘平，补肝肾、固冲脉，兼以养阴，无活血之功，以止血补血见长，并能安胎、养心安神、润肺，并可止吐、衄、便、溺等出血。

紫河车　返本还原，补肾精，益气血要药

紫河车即人胞，甘、咸，温。归肺、肝、肾经，入胞宫。功能补肾精，益气血。

应用

1. 闭经　“经水出诸肾。”肾气充盛，则天癸至，任通冲盛，月事以时下。肾气不足，肝血亏虚，可致精血不足，冲任空虚而经闭不行。紫河车血肉有情之物，能大补精血。与熟地黄、山茱萸、鹿角胶、龟甲胶、人参等配伍，方如《中医妇科临床手册》之加减苁蓉菟丝子丸。或加入四二五合方、右归丸、左归丸、人参养荣丸治之。此类闭经，多系子宫发育不良之原发性闭经，卵巢早衰，席汉氏综合征和部分卵巢功能失调，多囊卵巢综合征等。

2. 不孕　肾藏精，为生殖之本。肾虚、精血不足，则不能摄精成孕，胞胎失养而流产。紫河车可用于治内分泌性不孕，免疫性不孕，流产等。与熟地黄、山茱萸、菟丝子、人参、黄芪、当归等配伍。如经验方河车毓麟汤[43]等种子诸方均可加用之，以补肾益精，益气养血。

病案举例　朱某，27岁，婚后2年余未孕，月经常5/37天左右，量少，轻度痛经。妇科检查、子宫输卵管造影、B超以及内分泌6项、免疫三抗等检查，均未见明显异常。诊时为月经周期第12天，B超监测：子宫内膜厚7mm，左侧优势卵泡14mm×11mm，右侧优势卵泡10mm×10mm。常有畏寒肢冷，腰酸倦怠，白带较多质清稀。舌淡红苔白，脉细虚。诊为脾肾阳虚，气血不足之原发性不孕。宜补肾温阳，养血益气，调理冲任。方用河车毓麟汤加味：紫河车15g，黄芪30g，党参15g，白术12g，甘草6g，熟地黄15g，当归12g，白芍10g，川芎10g，仙灵脾12g，肉桂6g，菟丝子30g，杜仲15g。15剂，水煎服，1日1剂。

二诊：此次月经如期来潮，量增，痛经未作。小便夜频，余症如前，守一诊方加覆盆子10g，10剂。此后月经正常来潮1次即孕，妊娠期正常。

3. 补虚　如鹿茸篇之补虚内容。刘云鹏先生治虚证若属阴阳气血虚者，与人参、黄芪、白术、当归、白芍、山药、枸杞子、熟地黄等配伍，方如人参养荣汤加之，以益肾精、补气血；若阴虚有热者，与熟地黄、杜仲、天冬、龟甲、黄柏、牛膝配伍，方如《扶寿精方》之河车大造丸以滋阴补血清热。《本草纲目拾遗》谓之："治血气羸瘦，妇人劳损。"

还用于内科各种肾阳不足，精血亏虚，气血虚弱之证，如头晕目眩，腰膝无力，倦怠乏力，咳喘短气，阳痿遗精。

紫河车与鹿茸均为血肉有情之品，性味、功能、主治相近。但紫河车为人胞，补阴阳两虚，有返本还原之功；鹿茸补肾阳督脉，有生精血，益髓之效。

用量用法 1.5~3g。研粉装胶囊吞服，也可用鲜胎盘水煮分服。人胎盘难以获取，现今可能多为动物胎盘，效果大打折扣。

药理参考 含有绒毛膜促性腺激素、雌激素、孕激素，有促进乳腺和女性生殖器官发育的功能，影响月经。所含胎盘球蛋白之丙种球蛋白，含有抗某些传染病的抗体。含有多种酶系统，增强机体抵抗力，具有免疫和抗过敏作用。

紫石英　温肾调经，暖宫种子

紫石英，甘，温。归心、肺、肾经。功能温肾暖宫，镇心温肺。

应用

1. 调经　用于肾阳不足，冲任胞宫失于温养之闭经，月经初潮来迟等。与熟地黄、紫河车、仙灵脾、当归、菟丝子等配伍。常用本品于右归丸、归肾丸等方中，以温肾阳，补精血，助发育。

2. 止血　用于阳虚，冲任失摄，兼有瘀滞之月经过多，经期延长，崩漏。与赤石脂、禹余粮、丁头代赭石、朱砂、乳香、没药、五灵脂配伍。方如震灵丹以通塞并施，理冲止崩。

3. 种子　用于肾阳虚弱，胞宫失温之宫寒不孕。与紫河车、熟地黄、山茱萸、鹿角胶、附子、肉桂等配伍。如右归丸、温胞饮、河车毓麟汤加入紫石英以增暖胞种子之功效。

《神农本草经》谓之：“补不足，女子风寒在子宫，绝孕十年无子。”

此外，尚有镇心安神，温肺降逆之功。可用治心悸怔忡，痰

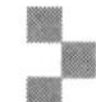

蒙心窍之惊痫抽搐，肺寒气逆之喘嗽等。

紫石英，甘温而润，能入血分，温养冲任，促进子宫发育，故能治经闭（包括子宫发育不良之原发性闭经，卵巢早衰之闭经，功能性闭经等），止崩漏，助肾阳，暖胞宫而种子。

紫石英与紫河车均为甘温补肾阳之药，有促进子宫发育作用，均可治肾阳不足之闭经，宫寒不孕，二者常相配伍运用。然紫石英有调冲任，重镇降逆之功，可用于阳虚兼瘀之崩漏，并能治惊悸，咳喘；紫河车能补肾阳肾阴，益精养血，有提高免疫功能作用，擅长补虚。

用量用法 10~20g。打碎煎服。阴虚火旺者忌用。

淫羊藿 补肾阳，调经助孕，温和不燥

淫羊藿，辛、甘，温。归肾、肝经。有温补肾阳、祛风除湿之功。

应用

1. 调经 本品辛通温阳，常用于冲任虚寒之月经不调，推迟而潮，经量过少，闭经，痛经等。与仙茅、熟地黄、当归、川芎、白芍、枸杞子、菟丝子等配伍。方如四二五合方，或补肾调经汤[49]等方加之。

2. 助孕 本品长于温补肾阳，常用于治属阳虚宫寒之不孕。与仙茅、熟地黄、当归、益母草、香附、山茱萸、菟丝子、鹿角胶等配伍。如经验方调经毓麟汤[1]、河车毓麟汤[43]等。于此类病证余常用右归丸一段时后，以淫羊藿、仙茅易肉桂、附子以温和补阳而种子。《日华子本草》谓之："治一切风冷厉气，补腰膝……女子绝阴无子。"

3. 补虚 体弱、病后、绝经前后，头晕目眩，腰膝酸软冷痛，

小便频数，余沥不尽，遗尿，性欲减退，骨质疏松等属肾阳虚者，与上述诸药配伍，方如归肾丸加二仙以补阴配阳，《中医方剂临床手册》中将二仙汤加味以阴阳并调，河车毓麟汤于此不种子而补虚等。

还可用于治男性性功能障碍，支气管炎，冠心病，慢性肝病，风湿痹痛等。

用量用法 3~12g。阴虚燥热者不宜服。

药理参考 增强内分泌功能，有促进雄性性腺功能，有提高肾上腺皮质功能的作用。能提高阳虚动物核酸和蛋白质合成代谢，增加动物的体重和耐冻时间，抗疲劳，抗衰老。显著增加冠脉流量，有降血压作用等。

仙茅　功用同淫羊藿，而力较强

仙茅，辛，热。有毒。归肾、肝经。功能温肾壮阳，祛寒除湿。其与淫羊藿性味相近，其性较热。功用相同，壮阳之力较之强。凡淫羊藿所治病证，均能治之。二者常配合相须为用。如《本草正义》所言："仙茅是补阳温肾之专药，亦能祛除寒痹，与巴戟天、仙灵脾相类，而猛烈又过之。"

淫羊藿、仙茅为温肾壮阳常用药，与肉桂、附子相比，则温燥刚猛之性逊之，尤其淫羊藿温而不燥。肾阳虚不甚者用二仙，肾阳命火虚甚者用桂附。然而不论二仙、桂附均须与熟地黄、鹿角胶、枸杞子等配合使用，刚柔相济。即"善补阳者，必于阴中求阳，则阳得阴助而生化无穷"之意。

用量用法 5~10g。阴虚火旺者忌服。有毒，不宜久服。

药理参考 有增强免疫功能作用。有激素作用，能使去势大

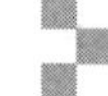

鼠精囊腺重量明显增加，可明显增加大鼠垂体前叶、卵巢子宫重量，卵巢 FSH/LH 受体特异结合力明显增加。有抗缺氧、镇静等作用。

肉苁蓉 温润，调经种子佳品

肉苁蓉，甘、咸，温。归肾、大肠经。功能补肾助阳，调经种子，润肠通便。

应用

1. 调经 本品能补肾阳、益精血，用以治阳虚精亏之月经初潮来迟，月经量少，闭经等。与菟丝子、枸杞子、熟地黄、当归、紫河车、覆盆子、淫羊藿、桑寄生、艾叶等配合。方如《中医妇科治疗学》之加减苁蓉菟丝子丸以补肾益精、调养冲任。

2. 止崩 用以治肾气不足，冲任不固之崩漏。与熟地黄、菟丝子、枸杞子、覆盆子、人参、黄芪、阿胶、艾叶炭等配伍。方如加减苁蓉菟丝子丸以补肾益气，冲任止崩。

3. 止带 用治肾阳亏虚，封藏失职，任带失约，精滑成带之带下。本品与鹿茸、菟丝子、附子、黄芪等配伍。方如《内科切要》之内补丸加减以温肾固带。

4. 种子 本品咸能入肾，甘温助阳。用于肾阳亏虚，胞宫不温、发育不良之不孕。与紫河车、熟地黄、山茱萸、附子、鹿角胶配伍。方如右归丸加肉苁蓉以温肾益精，促排卵以种子。

5. 补虚通便 本品为治肾阳亏虚之良药。随不同配伍，用于阳虚者病后、绝经前后、老人肾阳虚弱之腰膝酸痛，软弱无力，畏寒倦怠等。用方如上述之加减苁蓉菟丝子丸、右归丸加之。若以上诸证伴大便秘结，小便清长者，与当归、牛膝、升麻等配。

方如《景岳全书》之济川煎，肝肾并补，温润通便。

40年前，见某名老中医，临证见便秘者，多于辨证方中加肉苁蓉。余问非阳虚者也能用之？答曰：本品温润不燥，随不同配伍均可用以润肠通便。此后临证见阳虚血虚兼便秘者亦常配用之，多效。阴虚、热结者不用。

此外，还用于男子性功能障碍，阳痿遗精，不育和筋骨痿弱等病证。

肉苁蓉，味咸入肾，甘温补阳，为温肾阳，益精血要药。既能补阳，配伍补阴药也可补阴。因而能养冲任以调经；固冲任以止崩；固任带以止带；温胞宫而助孕；温肾壮阳以治性冷，腰膝软弱；温固肾气以缩尿；温润肠道以通便。为平补之剂，温而不热，补而不峻，润而不燥，滋而不腻，质润而药力从容和缓如其名。《日华子本草》谓之："治……女绝阴不产，润五脏、长肌肉、暖腰膝……带下阴痛。"

用量 10~15g。

药理参考 可增强下丘脑－垂体－卵巢促黄体功能。能增强免疫功能，抗心肌缺血，有延缓衰老，抗氧化作用。显著促进肠蠕动，缩短排便时间。

巴戟天 温肾，调经种子良药

巴戟天，辛、甘，微温。归肾、肝经，入胞宫。功能温补肾阳，调经种子，祛风除湿。

应用

1. 调经 本品为治肾阳虚弱，命门火衰良药。用于肾阳不足之月经初潮来迟，月经后期，月经量少，闭经等。与肉苁蓉、菟

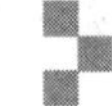

丝子、熟地黄、当归、紫河车、鹿角胶等配伍，如右归丸、归肾丸加本品以增强温肾助阳，调养冲任之功。

2. 止崩　用于治肾气不足，冲任不固之崩漏，月经期延长等。与黄芪、白术、熟地黄、当归、三七等配伍，方如将军斩关汤之益肾气、固冲任。

3. 种子　用于命门火衰，胞宫失温，发育不良之不孕。与人参、白术、菟丝子、附子、肉桂等配伍，方如温胞饮以暖宫种子。

4. 止痛　用于治肝肾精血不足，胞脉失养之痛经，以经后小腹绵绵作痛伴腰酸为特点，与山茱萸、阿胶、白芍、当归等配伍，方如傅青主调肝汤以补肝肾止痛；阳虚寒湿，冲任不利之痛经，以经前小腹疼痛，经血如黑豆汁为特点，与白术、茯苓、山药、扁豆等配伍，方如傅青主温脐化湿汤温阳除湿以止痛。

5. 调补阴阳　用于绝经前后诸证之肾阴肾阳俱虚证。症见月经紊乱，乍寒乍热，烘热汗出，头晕耳鸣，腰膝冷痛、酸软等。与当归、知母、黄柏、仙茅、仙灵脾、菟丝子、龙骨、牡蛎等配伍，如二仙汤加味。

还可用于肾虚阳痿，遗精早泄，腰膝酸软，风湿痹痛等病证。

肾气不足，则冲任、胞宫失养而致月经不以时下，经闭；冲任失固而致崩漏等出血；胞宫失温而痛经。巴戟天味甘温润不燥，入肝肾以温肾阳，益精血，补肾气，固冲任，故而有调经，止崩，止痛之功效。

肾阳虚弱，命门火衰，心脾失养，胞宫失温，则宫寒不孕。温胞饮重用巴戟天30g以温肾暖胞，治宫冷不孕有佳效。傅青主治不孕十方，竟有五方重用巴戟天温补命火，以暖脾土。如并提汤、温土毓麟汤、宽带汤、化水种子汤和温胞饮。即说明本品为种子要药。如《本草新编》之言：“夫命门火衰，则脾胃虚寒，即不能大进饮食，用附子、肉桂以温补命门，未免过于太热，何如用巴戟天之甘温，补其火而有不烁其水之为妙耶。”

用量用法 5~15g。阴虚火旺，有实热者不宜。

药理参考 有明显的促肾上腺皮质激素样作用。有促进雌激素作用，使大鼠垂体前叶、卵巢、子宫重量增加。能增强下丘脑－垂体－卵巢促黄体作用，促进卵巢排卵和黄体生成，并维持黄体功能。有强壮作用，升高白细胞数量和能提高学习记忆能力等。

菟丝子　补肾精，调经、种子、安胎妙药

菟丝子，辛、甘，平。归肾、肝、脾经，入胞宫。补肾益精，种子安胎，养肝调经，明目止泻。

应用

1. 调经　用于肾气虚弱之月经初潮来迟，月经后期，月经量少，闭经等。与熟地黄、山茱萸、枸杞子、附子、当归等配伍以补肾。方如归肾丸、四二五合方等。

2. 止崩　用于肾气不足，冲任不固之月经过多，经期延长，崩漏等，与肉苁蓉、熟地黄、枸杞子、当归、艾叶、阿胶、黄芪等配伍，方如加减苁蓉菟丝子丸；肾阴虚者，与熟地黄、山茱萸、枸杞子、鹿角胶、龟甲胶、旱莲草等配伍以滋肾阴、固冲任，方如左归丸合二至丸。

3. 止带　用于肾阳亏虚，任带失约之带下。带下过多，与鹿茸、附子、黄芪、肉苁蓉、桑螵蛸配伍，方如内补丸以补肾阳、固任带；带下过少，则与熟地黄、山茱萸、山药、枸杞子、鹿角胶、龟甲胶等配伍，方如左归丸滋补肾水。

4. 种子　用于肾阴肾阳亏虚之不孕。与熟地黄、山茱萸、枸

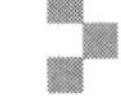

杞子、鹿角胶、附子、当归、益母草等配伍以补肾种子。如五子衍宗丸、调经毓麟汤等调经种子诸经验方，均重用菟丝子。

病案举例　（刘云鹏先生医案）花某，30岁，2年前自然流产一次后至今未孕，月经或先或后，经量少，曾检查内分泌激素6项，孕酮较低，余项尚属正常范围。子宫输卵管造影：子宫无异常，双输卵管通畅。诊时为经潮第3天，头晕，口干，腰酸膝软，平时白带不多。舌淡红，苔薄，脉细。诊为肾气不足，冲任胞宫失养之继发性不孕。宜补肾益精，调养冲任胞宫为法。方用补肾调经汤加味：菟丝子30g，熟地黄20g，山药10g，山茱萸10g，杜仲15g，当归12g，白芍10g，茯苓10g，枸杞子15g，覆盆子10g，车前子10g，五味子10g，鹿角胶10g。10剂，水煎服，1日1剂。嘱查BBT。

二诊，药服完头晕，口干，腰酸减轻。白带增而透明，舌脉如上。B超监测：子宫大小正常，子宫内膜厚6mm，左卵巢可见一10mm×8mm大小卵泡回声。守前方加紫河车12g，10剂。

三诊，月经如期来潮，量增，已净5天，B超监测：子宫内膜厚9mm，右卵巢见一20mm×18mm卵泡回声。嘱隔日同房一次。当月即孕，足月分娩。

曾治吕某，28岁，患者2年余未孕。1年前患“功血”已治愈。子宫输卵管造影：子宫形态正常，双输卵管通畅。内分泌激素6项及甲状腺功能属正常范围。月经提前1周，量少，7天净。诊时月经期第5天，口干咽燥，五心烦热，腰酸便秘。舌红尖边有瘀点，苔薄黄，脉细数。查免疫三抗：AsAb 210IU/mL，ACA（+），EmAb（－）。诊断为原发性不孕（免疫性不孕）。证属阴虚内热，兼夹瘀血。治宜滋肝肾，降虚火，化瘀通络。方用消抗助孕汤加减：菟丝子25g，熟地黄20g，山药10g，山茱萸10g，泽泻10g，茯苓10g，牡丹皮10g，知母10g，黄柏10g，丹参20g，红花10g，枸杞子15g，女贞子15g。15剂，水煎服，1日1剂。嘱性生活用避孕套隔离。共服40剂。

2月后复诊：月经已复常，腰酸减轻，余证已不明显。复查AsAb 90IU/ml，ACA（−）。守原方10剂后妊娠。孕后服消抗固胎汤7天，孕期安然，足月分娩双胞胎。

5. 安胎　**用于肝肾不足，胎元失养之胎动不安，滑胎等。常与熟地黄、山茱萸、阿胶、当归、白芍、续断、桑寄生等配伍，以补肝肾、固胎元。如经验方安胎固冲汤[25]、固本培育汤[26]。**

病案举例　熊某，26岁，妊娠7周余，阴道出血2天而住院。曾有1次胎死腹中史，孕前查ACA（+），入院后用西药保胎，复查ACA仍（+），B超：宫内活胎，孕7周+，孕囊下方可见一15mm×20mm暗区。诊时阴道少量出血5天，略感腹痛腰酸，口渴便干，舌红苔黄，脉细滑数。诊断为胎动不安（免疫性先兆流产），证属肝肾不足，胞络瘀阻，胎元失养。治宜滋养肝肾，活血安胎。方用安胎固冲汤加味：菟丝子25g，熟地黄10g，生地炭10g，白芍12g，当归炭10g，川芎6g，艾叶炭10g，阿胶12g（烊化兑服），黄芩12g，桑寄生15g，续断15g，山茱萸12g，苎麻根15g，甘草6g。5剂，水煎服，1日1剂。

二诊：服上方3剂，阴道血止，腹痛腰酸等症减轻，舌脉如上。改用消抗固胎汤加减，以消抗体、固胎元：菟丝子30g，熟地黄12g，生地黄12g，山茱萸12g，山药12g，黄芪30g，续断15g，桑寄生15g，阿胶12g，黄芩12g，牡丹皮10g，甘草6g，当归10g，丹参15g。6剂。

二诊方共服药12剂，B超复查，约孕10周，见胎儿心管搏动，

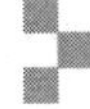

暗区消失，出院。此后妊娠无恙，足月产一健康男婴。

6. 补虚　用于老人、虚人、病后、手术后、绝经前后肝肾亏虚，精血不足之头晕耳鸣、视目不清、腰膝酸痛软弱、小便夜多，甚至遗尿、便溏等。偏阳虚与二仙、枸杞子、熟地黄、巴戟天、覆盆子等配伍，方如右归丸。偏阴虚与枸杞子、熟地黄、杜仲、二至丸等配伍，方如左归丸加味等。

此外，还能用治腰痛膝软，耳鸣目昏，小便频数，或失禁，白浊，男子阳痿遗精不育，白内障等。

刘云鹏先生云：菟丝子质黏润燥，甘以补虚。既补肾阳，又益肾精，为平补肝肾之妙品。其味辛又兼通调之性，用于精血虚滞之月经量少，后期，闭经等病证颇适。《本经逢源》："肾苦燥，急食辛以润之，菟丝子之属是也……此补脾、肾、肝三经要药。"本品为调经之要药，用于子宫发育不良之原发性闭经、席汉氏综合征、卵巢早衰以及功能失调性子宫出血等病。

菟丝子可促进卵巢、子宫发育，有提高免疫功能作用，是治疗内分泌失调性不孕，免疫性不孕不可或缺的重要药物。以其为主的五子衍宗丸是治此类不孕之要方，余治不孕之诸经验方均含有五子衍宗丸，确有促进卵泡发育、排出，消除免疫抗体作用。

本品又为安胎之要药，如先兆流产，复发性流产（习惯性流产），免疫性流产等。预防治疗滑胎之名方寿胎丸，和治胎动不安之安胎固冲汤，治滑胎、免疫性流产之固本培育汤，皆重用菟丝子。如《医学衷中参西录》中所言："菟丝子大能补肾，肾旺自能荫胎。"同样肾旺自能经调、成孕。

用量　15~30g。

药理参考　菟丝子具有雌激素样活性，有促进性腺样作用，具有增强下丘脑－垂体－卵巢促黄体功能。可促进子宫发育，对子宫有兴奋作用。有提高性生活能力作用。有提高甲状腺功能、免疫功能，抗衰老等作用。

续断　补肝肾，止血调经安胎

续断，苦、辛，微温。归肝、肾经，入胞宫。功能补益肝肾，止血安胎，强筋健骨，疗伤续折。

应用

1. 止血　用于肝肾不足，冲任不固之月经过多，经期延长，崩漏等。与熟地黄、阿胶、艾叶炭、当归、白芍等配伍，如保阴煎。《傅青主女科》治月经后期量多之温经摄血汤，血虚经水过多之加减四物汤等，均用之以增补肾固冲之功。

2. 调经　用于肝肾亏虚，冲任血滞之月经过少，后期迟至，闭经等。与熟地黄、柏子仁、牛膝、当归、附子、泽兰等配伍，方如柏子仁丸。归肾丸、右归丸等均可加之以增补肾活血之功。

3. 安胎　用于肝肾不足，胎动不安之胎漏下血，胎动不安。与阿胶、艾叶炭、菟丝子、桑寄生、当归、苎麻根等配伍。方如寿胎丸，经验方安胎固冲汤[25]、固本培育汤[26]等，均用本品以增补肾安胎之功效。《本草汇言》："所损之胎孕非此不安。"

4. 补肾止痛　用于年老体弱，病后和绝经前后腰腿疼痛，酸软无力麻木等。与熟地黄、当归、山茱萸、山药、杜仲、牛膝配伍。方如三痹汤，或归肾丸加之，以补肝肾、养气血、祛寒湿、舒筋止痛。

此外，有人提出其有增乳之效。还用于阳痿遗精，精子稀少，尿频遗尿，骨质增生之腰腿疼痛，寒湿痹痛及筋伤骨折等病证。

用量用法　10~15g。煎服。

经本于肾而司冲任，肝为血海。肾气不足，肝血不充则冲任不固而经多、崩漏；冲任、胞宫失养，则血滞经少、闭经；肾肝不足，则胎元失养而胎漏、胎动不安；肾主骨，腰为肾府，肝主筋，膝为筋府，肾阳虚弱，肝筋失养则腰腿疼痛，骨弱无力，易受寒湿而成痹证。续断甘温补阳，上述种种病证均用续断，以其补益肝肾而为功。《本草正》所言："能入血分，调血脉……崩淋，胎漏。"药理研究称对动物妊娠子宫有明显的收缩作用。其能安胎可能与其他配伍药物有关。

药理参考 可促进取去卵巢的小鼠子宫的生长发育，对兔子离体子宫及妊娠小鼠子宫有较强的兴奋作用。有抗维生素 E 缺乏症作用。有止血，镇痛，促进组织再生作用。

桑寄生 功用同续断，且降血压

桑寄生，苦、甘，平。归肝、肾经。功能补益肝肾，强筋健骨，止血安胎，并祛风湿。

应用

桑寄生归经、功用与续断相近。凡续断所治之妇科病证，桑寄生亦能治之。尤其用于胎漏、胎动不安、滑胎，多与续断相须为用。本品还能补肝肾、降血压，可用于经期、妊娠、围绝经期高血压，方如天麻钩藤饮，或杞菊地黄汤加之。《神农本草经疏》："桑寄生，其味苦甘，其气平和，不寒不热……血盛则胎自安，女子崩中及内伤不足。"

用量 10~15g。

药理参考 有降压作用，扩张冠状血管作用，并能减慢心率，有利尿作用，对伤寒杆菌、葡萄球菌，及脊髓灰质炎病毒等有抑制作用。

杜仲　补肝肾，以治腰痛滑胎

杜仲，甘，温。归肝、肾经，入胞宫。功能补肝肾，强筋骨，安滑胎。

应用

杜仲除无止血作用外，其他功用同续断。凡续断所治之妇科病证，杜仲亦可治之，如调经，安胎，补肾止痛。尤其长于治滑胎，单用亦有效，多与续断、桑寄生、阿胶、菟丝子、熟地黄、山茱萸、党参、白术、山药等配伍。如经验方固本培育汤[26]。炒杜仲有降血压作用，可用于经期、妊娠、围绝经期高血压属肝肾不足者，用方见桑寄生篇。

《得宜本草》谓："杜仲主治肝虚。得羊肾治肾虚腰痛……得糯米、山药、枣肉治习惯性堕胎；得补骨脂、青盐、枸杞能壮肾阳。"

续断、桑寄生、杜仲均能补肝肾、安胎、强筋骨，为治肝肾不足之腰腿疼痛，安胎要药。然续断苦辛，微温，又能通利血脉，调经止血，治筋骨折伤；桑寄生甘平和缓，治同续断，且能降血压，但无续筋骨之功；杜仲甘温，无止血，续筋骨之功。然以治腰痛，滑胎见长，并能调经、降血压。

用量用法　10~15g。煎服。

药理参考　能对抗垂体后叶素的兴奋，对大鼠离体子宫有抑制作用，而使子宫松弛。能增强垂体－肾上腺皮质功能，可促进性腺功能，有性激素样作用。有显著的降血压和镇静利尿作用。对细胞免疫功能有双相调节作用。

补阴药、补阳药小结

《素问·阴阳应象大论》："阴阳者，天地之道也。"《老子》说："万物负阴而抱阳。"生命活动中的物质是阴，功能属阳，"人生有形，不离阴阳。"二者相互依存，相互消长，保持相对平衡，则"阴平阳秘，精神乃治"。否则可能发生阴阳偏虚的病理状态。

本篇补阴药以补肾阴为多，盖肾阴为人体阴液之源，脏腑之阴，非肾阴不能长。其中枸杞子，味甘质润多汁，滋补肝肾精血，又可平补阴阳，有改善卵巢功能作用，是调经、种子、补虚、明目之要药，为临床常用之品。正如《本草经集注》之谓："补益精气，强盛阴道。"墨旱莲滋肝肾，又有凉血止血之功，多用于肝肾阴虚之血证。女贞子补肝肾之阴，滋而不腻，对肝肾虚又不耐滋腻者适用。临床多与墨旱莲配伍，相须为用。女贞子滋肝肾之阴，不能补阳、补血，此与枸杞子同中有异。龟甲、鳖甲均为血肉有情之品，性味相同，功用均能滋阴潜阳，能同治阴虚阳亢等病证。龟甲强于补肾益骨，有祛瘀止血作用。龟甲胶以滋阴止血为长，常用于妇科血证。《本草通言》谓之："大有补水制火之功，故能强筋骨……止新血。"鳖甲强于滋肝阴，以清虚热见长，并能软坚散结，并用于癥瘕等病证。《本草汇言》谓之："解劳热骨蒸之药也。厥阴血闭邪结，渐至寒热，为癥瘕。"

麦冬甘寒滋阴，而养肺胃，多用于血证日久伤阴，和暴崩下血脱证，常与人参、五味子相配以益气阴，固血脱。石斛功效与麦冬相近，又入肾经而滋阴退虚热，而少用于血证，此与麦冬不同。百合甘寒，有养阴、清心、安神之功，主要用于情志抑郁、绝经前后之心肺阴虚者。《本草纲目拾遗》谓其"清痰火，补虚损”。

本篇补阳药，性多温热，以补肾阳为主。肾阳，又称元阳、命火，是人体阳气之根本。脏腑之阳，非肾阳不能生。如朱丹溪所言：“天非此火不能生物，人非此火不能有生。”肾阳不足，多影响生殖发育，故多生经病、不孕。而本篇补阳药，多有助长发育，促进生殖功能作用。其中以鹿茸为最，血肉有情之品，补肾阳，益精血，温督脉，助生殖。药理表明含性激素、能提高内分泌功能，促进生长发育。调经止血以鹿角胶为常用。如《本草纲目》云：“生精补髓，养血益阳，强筋健骨。治一切虚损。”紫河车亦血肉有情之品，含促性腺激素，有促进生殖器官发育的功能，含胎盘球蛋白，有增强免疫作用。与鹿茸性味功能主治相近，但其系人胞，补阴阳两虚。《本草经疏》谓之：“人胞乃补阴阳两虚之药，有返本还原之功。”紫石英亦温肾阳之药，能暖宫，调经，种子，助生殖发育，常与紫河车配伍，相须为用，还可止崩漏。淫羊藿、仙茅二者性味功用相近，皆为温肾助阳之要药。仙茅补肾壮阳之力较强，淫羊藿逊之。肉苁蓉补肾阳，益精血，质润不燥，滋而不腻，既补阳，又能补阴，是调经、止崩、种子、补虚之常用佳品。如《本草汇言》所言：“肉苁蓉，养命门，滋肾气，补精血之药也……妇人冲任失调而阴气不治，此乃平补之剂，温而不热，补而不峻，暖而不燥，滑而不泄，故有从容之名。”巴戟天功用与肉苁蓉相近，亦能温润不燥。温补肾阳之品，药理表明有促性腺激素样作用，可促进生殖器官发育和增加垂体、卵巢等功能，为调经种子要品。

菟丝子性味辛、甘，平，补肝肾、益精，既补肾阳，又补肾阴，为平补肝肾之妙品。其润养之中又兼通调之性。《本草正义》谓之：“养阴通络之上品……于滋补之中，皆有宣通血

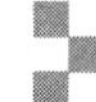

脉，温运和阳之义。”具有调经，止崩，止带，种子，安胎之功。续断功能补益肝肾，止血安胎，是调经止血，安胎，治腰腿疼痛之良药，为临床所常用。《本草经疏》言：“为治胎产，续绝伤，补不足……理腰肾之要药也。”桑寄生与续断功用相近。杜仲功能补肝肾，强筋骨，安胎。与续断相比，杜仲无止血、理伤续骨之功，而以治腰痛、滑胎见长，而能调经，降血压。《神农本草经》云：“主腰脊痛，补中，益精气，坚筋骨……久服轻身耐老。”《本草正》谓之：“暖子宫，安胎。”续断、桑寄生、杜仲均可安胎，治肾虚胎动不安之佳药。临证可选而用之，或合而为用。

人体阴阳失衡，多出现阴虚不能制阳，阳虚不能制阴的病理状态。上述补阴、补阳药以补其不足。俟阳回阴升，天地交泰，“则无非大地阳春，随遇皆是化生之机”。

第十讲　其他药

本篇介绍药物的性味、功能，各有不同，和有特殊药物作用而难以归属于同一类，因此称为其他药物。

五味子　性敛涩，止血生津安神

五味子，酸、甘，温。归肺、心、肾经，入胞宫。功能收敛固涩，益气生津，补肾宁心。

应用

1. 止血养阴　用于月经过多，崩漏等阴道出血伤阴，而口干倦怠等。常与人参、麦冬等配伍，方如生脉散。或合入相应辨证方中以固冲止血，养阴生津。若暴崩或异位妊娠破裂等血脱证，气阴耗伤者用生脉散加龙骨、牡蛎等，或配合生脉散针剂静脉输入，以辅助脱固救急。

2. 敛心安神　用于虚人、病后、出血后、手术后及绝经前后阴血亏虚，心神失养或心肾不交之心悸失眠，虚烦，口干多汗等。常与地黄、当归、酸枣仁、远志、玄参、生脉散配伍。方如天王补心丹等，以敛心气心阴。

还常用于敛肺气，治久咳虚喘；敛心气，止自汗、盗汗；涩

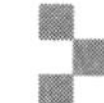

精止遗，用治男子滑精；涩肠止泻，用治肾虚之五更泄等。并可用治神经衰弱，急性肝炎等病证。

诸本草未记载五味子有止血之功。在妇科多用于血证伤阴，以辅助相应方固冲止血而养阴。然药理表明，其对子宫平滑肌有兴奋作用，加强子宫节律性收缩，与垂体后叶素作用类似，这又提示了通过子宫收缩而达到止血效应。可能与其味酸收敛固涩有关，对此还须进一步研究。

《医学纂要》谓之“宁神，除烦渴，止吐衄，安梦寐”。

用量用法　3~10g。内有实热，表证未解，咳嗽初期不宜用。

药理参考　对中枢神经系统有兴奋作用，对大脑皮质的兴奋和抑制过程有平衡作用。对呼吸系统有兴奋作用，有镇咳，祛痰作用。对子宫平滑肌有兴奋作用，加强节律性收缩。有升血压，强心作用。有降转氨酶，保肝，利胆作用。有提高免疫力，抗氧化，抗衰老作用。对多种细菌有抑制作用。

山茱萸　补肝肾，收敛止崩固脱

山茱萸，酸、涩，微温。归肝、肾经。功能补益肝肾，止崩固脱。

应用

1. 止崩　用于肝肾亏虚，冲任不固之崩漏及月经过多，与熟地黄、当归、白芍等配伍，如经验方调补肝肾方[40]加之。用于脾气虚弱，冲任不固之崩漏不止者，与黄芪、人参、白术、龙骨等同用，如《医学衷中参西录》固冲汤、经验方固本固冲汤。山茱萸在方中起补益肝肾，固冲敛血作用。

病案举例（刘云鹏先生医案）胡某，47岁，近1年来月经提前退后5天左右来潮，量多如崩，9~10天才净。诊时为经期第2天，头晕耳鸣，口干，腰酸，失眠多梦，舌红苔薄黄，脉细数。此为年近七七，肝肾阴虚，固冲失固。治宜补肝肾，固冲任。处以调补肝肾方加味：山茱萸15g，熟地黄15g，生地黄15g，枸杞子15g，酸枣仁20g，阿胶12g，黄连3g。6剂，水煎，1日1剂。

复诊：服药2剂，经血逐渐减少，4剂即经净，余症均减，睡眠正常。B超检查未见异常。即处以左归丸合二至丸15剂。嘱经前2~3天服初诊方6剂。2月后月经复常，此后偶有月经增多，即服第一方5~6剂即安。患者还以此方抄送此类病友服用，也多有效。

2. 固脱　用于大汗，大出血或久病虚脱者。与人参、麦冬、五味子、附子、龙骨等同用，如《医学衷中参西录》之来复汤，以收敛固涩，防止元气虚脱。

3. 治带　常用于治肾阳亏虚，封藏失固之带下清稀不止，腰酸腹冷者，多于鹿茸、菟丝子、肉苁蓉、附子等配伍，方如内补丸，加之以温阳涩带；治阴虚湿热损伤任带之带下赤白，阴内灼热，腰酸者，多与熟地黄、山药、黄柏、知母、茯苓等配伍，方如知柏地黄汤，以滋肾清热，利湿止带；也用于治肝肾亏虚，任带失养之带下过少，阴内干涩，灼痛而痒者，与熟地黄、山药、枸杞子、菟丝子、杜仲等配伍，方如左归丸，以滋补肝肾，益精壮水。

4. 助孕　本品能增强免疫功能，用于治抗精子抗体、抗心磷脂抗体、抗子宫内膜抗体、封闭抗体性免疫性不孕、流产。多与熟地黄、山药、枸杞子、菟丝子、黄柏、桃仁、红花等配伍。余之治免疫不孕不育诸方多数以本品为重要成分。

5. 补虚　用于体虚、病后、绝经前后之中老年肝肾不足诸症，如腰膝酸痛无力，头晕虚汗，消渴，视力减退，小便频多或遗尿

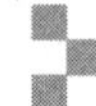

失禁等。常与熟地黄、山药、覆盆子、菟丝子、附子等配伍，方如六味地黄丸、杞菊地黄丸、肾气丸等。《药性论》谓之："止月水不定，补肾气，兴阳道，添精髓，疗耳鸣……止老人尿不节。"

还常用于治男子阳痿遗精、糖尿病、高血压、白细胞减少症等病证。

山茱萸味酸而涩，性温质润不燥，补益肝肾又具收敛固涩之性，为平补阴阳，收敛固脱之要药。其止崩，止遗，固脱，治带是在补肝肾的基础上而起收涩固冲，止尿，敛汗，涩带作用。其含鞣酸可收敛止血，如《傅青主女科》治血崩 7 方，有 3 方用山茱萸（固气汤、引经止血汤、清海丸）；治经水过多之加减四物汤；年老经水复行之安老汤亦重用本品。可见其止血之功效。除用于经、崩止血外，一般不用于其他部位的出血。《本草经疏》谓山茱萸："肝肾在下，属至阴之位，非得温暖之气则孤阴无以生。此药正入二经，气温而主补，味酸而主敛，故精气益而阴强也。"

还可用于治疗糖尿病、高血压、白细胞减少症等病证。

用量用法 一般 6~10g，急救固脱 20~30g。煎服。湿热证，小便淋涩者，不宜用。

药理参考 本品含较多有机酸和鞣酸，故有酸味收涩作用。对多种细菌、癣菌、流感病毒等有不同程度抑制作用。有强心，升血压，抑制血小板聚集，抗血栓形成作用。有明显降血糖，利尿作用。有增强免疫，抗肝损害作用。对化、放疗引起的白细胞下降，有升高作用，有抗氧化作用等。

覆盆子 补益肝肾，种子并缩尿

覆盆子，甘、酸，微温。归肝、肾经。功能补益肝肾，种子缩尿。

应用

本品主要用于种子，以其能温肾益精。与菟丝子、枸杞子、五味子、车前子配伍，名五子衍宗丸，是种子要方，用于肾气亏虚，肾精不足之不孕症。师传治不孕诸经验方，多合入本方，如调经毓麟汤等。

本品又能温肾缩尿。因此也用于肾气不固之尿频、失禁等。《药性论》："主治肾精虚竭，女子食之有子。主阴痿。"也用于治男子阳痿遗精不育。

用量用法　6~10g。煎服。

药理参考　有雌激素样作用，对葡萄球菌等有抑制作用。

酸枣仁　养心益肝，安神敛汗能止血

酸枣仁，甘、酸，平。归心、肝、胆，入胞宫。功能养心阴，益肝血，安神敛汗。

应用

1. 调经止血　用于月经过多，崩漏。属肝肾亏虚，而伴头晕耳鸣、失眠腰酸，脉弦细者，与熟地黄、白芍、枸杞子配伍，如经验方调补肝肾方[40]；属脾虚失统，心血不足，而伴倦怠气短，心悸失眠，食少便溏，舌淡脉虚者，多与黄芪、人参、白术、当归、阿胶等同用，方如归脾汤，以调涩冲任。

2. 养心安神　用于经期、妊娠、产后、绝经前后、体虚、病后、手术后，心悸失眠。属肝虚有热，心神不安者，与知母、川芎、茯苓、白芍等同用，方如酸枣仁汤；心脾两虚，心失所养者，与生地黄、人参、麦冬、五味子、柏子仁、丹参等同用，方如归脾汤；

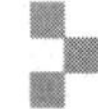

心肾阴虚，心失所养者，与生地黄、人参、麦冬、五味子、柏子仁、丹参等配伍，方如天王补心丹；阴虚火旺，心神失养者，与黄连、阿胶、白芍、鸡子黄配伍，方如黄连阿胶汤加之。

酸枣仁甘、酸，入心养阴敛神、入肝养血安神。用以治疗多种失眠有佳效，如上所举。汗为心液，本品养心阴，敛心液，可随相应配伍以治自汗，盗汗。《名医别录》谓之："主心烦，不得眠……虚汗、烦渴。"

心主血脉，冲脉属肝，血不循经，冲任不固，则可发经多、崩漏。考之无直接调经止血作用，之所以用之以治，是其味甘能养心血心气，酸能敛肝阴、肝血之功，以增辨证相应方宁心血，固冲任之功效。药理研究其有兴奋子宫作用，可能与此有关。

用量用法　10~25g。治失眠，以炒用为主。

药理参考　有显著的镇静、催眠及抗心律失常作用。有兴奋子宫作用。还有抗惊厥，镇痛，降血压，抑制血小板聚集作用。

柏子仁　养心安神，交通心肾以通经

柏子仁，甘，平。归心、肾、大肠。功能养血通经，养心安神，润肠通便。

应用

1. 养血通经　用于思虑过度，心肾不交，月经迟至，闭经等，常与熟地黄、续断、泽兰、当归、牛膝等同用，方如柏子仁丸。若血虚毒邪损伤胞脉（棉酚中毒）之毒热经闭者，与黄连、金银花、通草、泽兰、卷柏、当归、牛膝、益母草等配伍，如经验方解毒调经汤[12]。

2. 养心安神　用于经期、产后、绝经前后、体虚、病后、手术后阴血亏虚之心烦心悸，失眠多梦，与生地黄、人参、麦冬、五味子、酸枣仁等同用，方如天王补心丹。

3. 润肠通便　用治妊娠、产后、年老及平素血虚津枯，肠道失润之大便秘结，与杏仁、火麻仁、松子仁、当归、肉苁蓉、生首乌、生地黄等配伍，方如五仁丸加减。

《素问·评热病论》："月事不来者，胞脉闭也。胞脉者属心而络于胞中，今气上迫肺，心气不能下通，故月事不来也。"思虑用脑过度，劳心伤神，心气、心血不能下通，或血虚之人，毒邪损伤心脉，胞脉阻滞，均可致经闭不行。柏子仁具辛通之性，使心气下达胞脉以通经。

刘云鹏先生谓：柏子仁入心、肾，养心血以安神，多用于血虚之失眠；又质润多脂，并能润肠通便。如《药品化义》之谓："香气透心，体润滋血。"

酸枣仁安神作用较强，并能止血敛汗；柏子仁安神作用较之弱，并可通经润肠。二者常配伍，相须为用。

用量用法　10~15g。便溏者慎用。

药理参考　有明显的镇静、催眠作用，对损伤造成的记忆障碍，有明显的改善作用。

合欢皮　悦心志，令人无忧，花解郁

合欢皮，甘，平。归心、肝、肺经。主要功能是解郁安神。

应用

本品入肝经，善解肝郁，入心经，能悦心安神。是治妇女肝郁不舒所致之情志忧郁，烦躁失眠，心神不宁等证之要药。常与柴胡、郁金、白芍、酸枣仁、夜交藤等配伍，如加入逍遥散中，

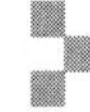

可收疏肝解郁，心志愉悦，宁心安神之功效。《神农本草经》记载本药可“安五脏，和心志，令人欢乐无忧”。余以其合夜交藤用于相应方中治体外受精、胚胎移植失败后抑郁紧张，失眠不安，每获佳效。

病案举例 关某，37岁，近1年多来行IVF-ET失败两次。紧张不安，焦虑失眠，胁下隐隐胀痛，口干，腰酸，月经提前1周，量少不畅。舌黯红苔薄黄，脉弦。此为原属肾虚肝郁之人，因两次IVF-ET失败而加重肝气郁结而化热。其治应先疏肝解郁，清热安神。方用丹栀逍遥散加减：合欢花6g，夜交藤30g，柴胡10g，当归10g，白芍15g，茯神10g，甘草6g，牡丹皮10g，栀子10g，香附10g，郁金10g，生龙骨30g。7剂，水煎服，日1剂。并辅以心理疏导。

二诊：上述诸证有所减轻，仍失眠不安，舌脉如上，守上方加酸枣仁20g，7剂。

三诊：月经已复常，每夜能安睡6~7小时，情绪较安稳，腰酸。舌黯苔白，脉弦细。此为肝郁渐舒，肾虚之本显现，治宜补肾养肝，调理气血，方用调经毓麟汤加龟甲胶、鹿角胶各10g，10剂。于第13天复查B超：子宫内膜9mm，有优势卵泡。当月再次移植成功。

用量用法 6~12g。孕妇慎用。

药理参考 合欢皮有镇静，催眠作用。对妊娠子宫能增强其节律收缩，并有终止妊娠抗早孕效应。

附：合欢花 为合欢树的花或花蕾，性味与合欢皮同，理气解郁之功更好，用于心肝抑郁之失眠多梦，健忘等证。一般用量6g，煎服。

远志　交通心肾，宁心安神并祛痰

远志，苦、辛，温。归心、肾、肺经。功能安神益智，祛痰开窍。

应用

1. 宁心安神　用于经期、产后、绝经前后、病后、手术后体虚，心肾不交之失眠多梦，心悸健忘，多与酸枣仁、人参、黄芪、当归、白术、地黄、麦冬、五味子等配伍。用于心脾两虚，心失所养者，方如归脾汤；心肾阴虚，心神失养者，方如天王补心丹等，用之以增宁心安神之效。

2. 祛痰开窍　用于痰热扰心，神志不宁之经行情志异常，烦躁不安等证。常与贝母、胆南星、橘红、茯神、石菖蒲、生铁落等同用。方如《医学心悟》之生铁落饮加味，以增强祛痰，安神定志之功效。

还可用于内科杂病之心悸失眠，癫痫惊狂，咳嗽痰多等病证。

人体正常时心阳下交于肾，肾阴上济于心，称心肾相交。远志苦辛性温，善宣泄通达，开心气，宁心安神；又能通肾气，强志不忘，乃交通心肾之要药；其通利之性，又能宣开心窍，泄利痰涎，为治痰阻心窍之惊癫狂躁之佳品。

远志和酸枣仁均有安神之功，同可治疗心悸失眠，常相须为用。但酸枣仁味酸入肝，用于肝血虚之失眠，而有养心安神作用；远志味辛通达，用以治心肾不交之失眠，而有祛痰宁神作用。

用量用法　5~10g。煎服。

药理参考　有镇静，催眠及抗惊厥作用。有祛痰，镇咳，抑菌等作用。

龙骨 重镇心肝，收涩崩带固虚脱

龙骨，甘、涩，平。归心、肝、肾、大肠经。生用具镇惊安神，平肝潜阳之功；煅用有收敛固涩之效。

应用

1. 止崩 用于血崩日久不止，属气虚冲任不固者，与黄芪、人参、白术、熟地黄等配伍，方如《医学衷中参西录》固冲汤、经验方固本固冲汤[26]；属肝肾阴虚，冲任不固者，与生地黄、熟地黄、白芍、枸杞子、阿胶同用，如经验方调补肝肾方[40]加之；属脾虚阴伤者，与赤石脂、熟地黄、阿胶、白术等同用，如加入经验方健脾固冲汤[47]中，以增收涩固冲止崩之功效。

2. 涩带 用于脾肾亏虚、任带不固之白带量多，日久难止者，与人参、白术、鹿角霜、菟丝子、杜仲、山药、甘草等同用，方如《中医妇科治疗学》鹿角菟丝子丸加之。脾气虚弱者，加入完带汤中，以增固涩止带之功。

3. 固脱 用于大失血，大汗等脉微欲绝之亡阳证，与人参、附子、牡蛎同用，以回附救逆固脱；属气阴两伤者，与人参、五味子、麦冬、牡蛎同用，以补气益阴固脱。

4. 敛汗 用于虚人、病后、绝经前后之汗证，与牡蛎同加入辨证方中以收敛止汗。阴虚盗汗者，加入当归六黄汤中；气虚自汗者，加入玉屏风散中；气阴两虚者，加入生脉散中；阳虚者用经验方温阳益气汤[39]等。

5. 平肝潜阳 用于治经期、绝经前后肝肾阴虚，肝阳上亢之眩晕头痛，烦躁易怒等症。与代赭石、怀牛膝、白芍、龟甲等配伍，方如镇肝熄风汤（《医学衷中参西录》）。

6. 重镇安神　多与牡蛎同加于辨证方中以增镇心安神，平肝之效。经行情志异常，方如甘麦大枣合百合地黄；病后、手术后、绝经前后出现心悸失眠，多梦健忘，头晕倦怠属阴虚，心肾不交者，方如天王补心丹；属于心脾两虚者，方如归脾汤等。

也常用治内科之阴虚阳亢之眩晕烦躁，心神不宁，心悸失眠，癫痫抽搐，癫狂，遗精，遗尿，自汗，盗汗及正虚滑脱病证。

龙骨，甘，平，质重下沉，入心、肝经。其重镇安神，平肝潜阳之功，为治心悸失眠，眩晕头痛之要药。又具敛涩之性，故为固涩冲任，治血崩所常用，然有瘀者不宜。涩能固脱，收敛元气，亦是治厥脱症之要药，亡阳、伤阴均能用之。至于止带，止汗等，均收敛固涩之作用。如《药性论》所云："妇崩中带下……虚而多梦纷纭加而用之。"

用量用法　20~30g。宜先煎。湿热，积滞，瘀血不宜用。

药理参考　有明显的镇静、催眠、抗惊厥作用。能促进血液凝固，降低血管壁通透性，并可减轻骨骼肌的兴奋性。

牡蛎　功同龙骨，咸能软坚且散结

牡蛎，咸，微寒。归肝、肾经。生用重镇安神，平肝潜阳，软坚散结，煅用收敛固涩。

应用

牡蛎与龙骨功用主治大同小异，凡龙骨所主之病证，牡蛎皆可治，二者常配伍，相须为用。然龙骨长与镇惊安神，且收敛固涩优于牡蛎；牡蛎平肝潜阳强于龙骨，其咸能软坚散结，并有制酸止痛之功。

常与浙贝母、玄参、橘核、夏枯草、猫爪草等配伍，可治乳

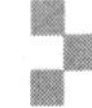

痞痰核，瘰疬，癥瘕，瘿瘤等。与乌贼骨、浙贝母等配伍为散剂内服，治胃痛泛酸。

如《本草求真》所云："龙骨与牡蛎相同，但牡蛎咸涩入肾，有软坚化痰清热之功。此属甘涩入肝，有收敛止脱，镇惊安魄之妙……涩可止脱，龙骨牡蛎之属。"

用法用量 10~30g。宜打碎先煎。

药理参考 牡蛎有镇静、抗惊厥作用，有明显的镇痛作用，有降血脂、抗凝血、抗血栓作用。煅牡蛎可提高抗实验性胃溃疡活性等。

天麻 "诸风掉眩"主天麻

天麻，甘，平。归肝经。功能平肝息风，止痉通络。

应用

主要以其平肝息风之功，用于治经期、妊娠、产后以及绝经前后之眩晕头痛。不论虚、实证，随不同配伍皆可用之。如肝阳上亢之头痛、眩晕、失眠者，常与钩藤、石决明、黄芩、牛膝、杜仲等配伍，方如天麻钩藤饮；风痰上扰，头痛眩晕，胸闷呕吐者，常与半夏、白术、陈皮、茯苓等同用，方如半夏天麻白术汤；阴虚阳亢，头晕目眩，耳鸣目胀，心烦不宁者，与山药、牛膝、生地黄、白芍、生龙骨、生牡蛎等同用，方如《医学衷中参西录》之建瓴汤，轻者杞菊地黄汤加天麻等；若气血亏虚兼痰之经行前后出现眩晕头痛，倦怠失眠，胸闷欲呕，月经量少，舌淡白，脉弦滑无力者，常与当归、川芎、党参、白术、半夏、酸枣仁等同用，如经验方定眩汤[45]。

还常用治内、外、儿等科之眩晕头痛，惊痫抽搐，中风手足不遂，痹痛麻木等病证。

上述诸证包括经前期紧张综合征、耳源性、高血压、颈椎性之眩晕头痛等病。《素问·至真要大论》云："诸风掉眩，皆属于肝。"天麻入肝经，能平肝息风，为治肝风眩晕之第一要药。如《本草纲目》所记载："天麻乃肝经气分之药，故入厥阴之经而治病。按罗天益云：眼黑头眩，风虚内作，非天麻不能治。天麻乃定风草，故为治风之神药。"

刘云鹏先生谓：脾虚之妇，健运失利，一则气血不足，一则痰湿内阻。经行之际，血虚脑失所养，气虚清阳不升，痰浊上扰清空而发眩晕，此证临床并不罕见。余之经验方定眩汤以天麻为君，息风化痰，升清降浊，养血调经，有"治风以治血，血行风自灭"之妙。

病案举例　陈某，38岁，经期眩晕3年余，伴头痛倦怠，失眠心悸，胸闷呕恶。月经周期27天，经量多，5~6天净，舌淡红苔薄，脉缓滑。血压正常。此属气血不足，痰浊上犯清空之经行眩晕头痛。治宜健脾化痰，养血息风。方用定眩汤加味：天麻12g，党参15g，白术15g，茯苓12g，法半夏10g，陈皮10g，熟地黄10g，白芍10g，当归12g，川芎10g，酸枣仁15g。10剂，水煎服，1日1剂。

2月后复诊，月经来潮1次，眩晕减轻。外地患者，因故未及时来复诊。此次经潮，量中等，眩晕未作，但左侧头痛1天，倦怠，胸闷恶心，心慌失眠。舌淡红，苔白，脉弦软滑。守上方加红参5g、远志10g、生龙骨30g、生牡蛎30g、生姜10g、大枣10g。5剂。

之后电话告知，经期眩晕头痛未发已3月，睡眠、精神均转佳。

用量用法　6~10g。煎服。不宜大剂量炖汤服，以免中毒。天麻过敏者禁用。

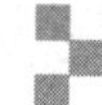

药理参考 有镇静、镇痛、抗惊厥作用。有降低外周血管、脑血管和冠状血管阻力，有降压，减慢心率及抗炎等作用。

天花粉 清热消肿，异位妊娠杀胚妙品

天花粉，甘、微苦，微寒。归肺、胃经，入胞宫。功能清热泻火，生津止渴，消肿排脓，杀胚堕胎。

应用

传统用以治热病伤津口渴，肺热燥咳，消渴，疮疡等。

因有抗早孕、堕胎作用，主要用以治异位妊娠，杀灭胚胎。多与蜈蚣、丹参、桃仁、赤芍、三棱、莪术等配伍，如经验方异位妊娠甲方[7]和乙方[36]。

病案举例 2002年病房收治本院家属邓某，23岁。入院时停经45天，血β-HCG约2000IU/L左右，B超见右附件一22mm×25mm混合光团，诊断为异位妊娠。即用异位妊娠甲方治疗2周，血β-HCG下降至320IU/L。患者当晚自动回家住宿一夜并性交，第二天清晨出现下腹剧烈疼痛，当即手术。术后施术医师告之于余，患者虽然是异位妊娠破裂，但胚胎已明显萎缩，着床处侵蚀。说明中药治疗有效果，如果不回家住宿，可能不会破裂，或能免去手术之苦。

据研究，天花粉蛋白有导致流产及抗早孕作用，可使胚胎坏死。《日华子本草》谓之："排脓，消肿毒……消扑损瘀血。"杀胚、堕胎可能是其消肿毒，祛瘀血的效用。余30年前即用天花粉、蜈蚣为主药，配合活血化瘀之味以治异位妊娠，即取得较满意效果。2001年余主持收治异位妊娠51例，单用中药治疗。其中45例血β-HCG降至正常出院。

用量用法 20~30g。煎服。不宜与乌头类药同用。

药理参考 有致流产和抗早孕作用。能选择地使胎盘合体滋养属细胞坏死液化，终至完全吸收。使绒毛膜促性腺等激素迅速下降。使子宫收缩增强。有抗菌、抗病毒、降血糖作用。

蜈蚣 化瘀杀胚，治异位妊娠之良药

蜈蚣，辛，温，有毒。归肝经。功能息风镇痉，攻毒散结，通络止痛，祛瘀杀胚。

应用

主要用以祛瘀杀胚，治异位妊娠。多与天花粉同用，同时配伍丹参、桃仁、三棱、莪术、赤芍等。

《名医别录》谓之："疗心腹寒热结聚，堕胎，去恶血。"《医学衷中参西录》指出："走窜之力最迅速，内而脏腑，外而经络，凡气血凝聚之处，皆能开之。"故而将蜈蚣用于异位妊娠，祛瘀杀胚确有效果。

传统用以治热病动风，惊风，破伤风，癫痫，疮疡瘰疬，蛇咬伤，风湿关节肿痛，顽固性头痛等。

用量用法 煎服 3~5g（1~2 条）；研末冲服 0.6~1g。孕妇忌服。

药理参考 有抗惊厥、镇痛、抗炎作用。对结核杆菌和多种皮肤真菌有不同程度的抑制作用。能改善循环，延长凝血时间，降低血黏度等。

皂角刺 活血消痈，通乳络、胞络

皂角刺，辛，温。归肝、胃经。功能消痈排脓，散结通络。

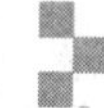

应用

1. 消痈　用于治乳痈和其他痈疽肿毒，脓未成者可消，脓已成者可使速溃。常与穿山甲、金银花、甘草、天花粉、白芷、蒲公英等配伍。方如仙方活命饮等。

2. 通乳　用于产妇肝郁气滞之乳汁淤积不畅。与柴胡、白芷、漏芦、王不留行、穿山甲、当归等同用。方如下乳涌泉散。

3. 通管　用于各种类型之输卵管阻塞不通，或通而不畅者。与穿山甲、路路通、穿破石、地龙、当归等同用。如经验方疏肝活血通管汤[17]、温阳利水通管汤[42]等方，均以本品为重要组成部分。

皂角刺辛、温，具有活血散结，通行经络之功。用以治输卵管阻塞（胞络）属肝郁气郁，寒凝血瘀，阳虚积水，血虚气弱之瘀阻胞络者，随辨证相应方加用之有良效。亦可增强消痈，通乳散结通络之功。

用量用法　3~10g。煎服。

地龙　疏通胞络，走窜达病所

地龙，咸，寒。归肝、脾、膀胱经，入胞宫。功能清热息风，平喘利尿，通经活络。

应用

主要以其通经活络之功，走窜之性，下行直达病所，疏通胞络。治疗输卵管阻塞、积水，通而不畅。主治类型、配伍方药见皂角刺篇。

还可用治高血压，中风后遗症，栓塞性脉管炎，小儿多热惊厥，癫痫，支气管哮喘，风湿关节痛，水肿，小便不利等。《本草纲目》谓之：“性寒而下行，性寒故能解诸热疾，下行故能利小便，治足疾而通经络也。”

病案举例　章某，25岁，人工流产2次后至今两年余未孕。1月前子宫输卵管造影提示：双侧输卵管积水不通。月经5/35~40天，量中等，痛经（－）。诊时倦怠肢冷，小腹冷而隐痛，大便秘结，白带清稀。舌黯淡边有齿印，苔白，脉沉弦。诊断为继发性不孕（输卵管积水不通）。证属寒瘀互结，水饮内停。治宜散寒逐水，化瘀消癥。方用温阳利水通管汤加减：桂枝10g，地龙10g，茯苓10g，桃仁10g，丹参20g，赤芍10g，椒目10g，葶苈子12g，大黄6g，昆布15g，海藻15g，炮山甲15g，皂角刺15g，路路通15g。10剂，水煎服，1日1剂。消癥外敷方药包4个，热敷小腹两侧。1日1次，共10次。

10天后二诊：大便日1行，略溏，倦怠气短，余如前。守上方加黄芪30g，15剂。外敷药包4个，用法如前。如此治疗2月余，服药50剂。之后造影提示：两侧输卵管基本通畅。停药3月后妊娠，孕期检查基本正常。

地龙与穿山甲均有通经活络，引药直达病所的作用。然地龙性寒偏于下行，并能利水和治半身不遂等；穿山甲通行全身，无处不到，活血祛瘀之力强，并能治经闭，癥瘕。

用量用法　6~10g。煎服。

药理参考　有良好的解热镇静，抗惊厥作用。有显著的舒张支气管作用。有缓慢持久的降压作用，有纤溶和抗凝、抗血栓形成作用，有抗菌，利尿，兴奋子宫等作用。

蛇床子　温肾暖宫助孕，杀虫止痒

蛇床子，辛、苦，温。有小毒。归肾经。功能燥湿祛风，杀

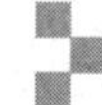

虫止痒，温肾壮阳。

应用

1. 止带止痒　用以治阴痒带下，包括滴虫性阴道炎，外阴炎，外阴湿疹等。内服加入龙胆泻肝汤、萆薢泻湿汤中以增强杀虫止痒之功效。外洗常与黄柏、地肤子、苦参、川椒、薄荷或加醋同用。也可制成洗液、栓剂、散剂，用以外洗坐浴，阴道冲洗，栓剂纳入阴道内，散剂调膏涂抹患处等。

2. 暖宫助孕　用以治宫寒不孕，与熟地黄、巴戟天、当归、菟丝子、鹿茸、杜仲、益智仁等配伍，方如《妇科玉天》之温肾汤。也可加入温饱饮、右归丸中，以增加温肾暖宫之效。据研究，本品具有性激素样作用，能增加子宫及卵巢效应，对卵泡发育及排出有促进作用。

还可治疗男子阳痿等。《本草新编》："蛇床子，功用颇奇，内外俱可施治，局部外用尤良……用之于参、芪、归、地、山茱萸之中，实有利益，然宜于阴寒无火之人，倘阴虚火动者，服之非宜。"

蛇床子与地肤子均能止阴痒，治带下，外阴湿疹。但蛇床子辛、苦、温，可杀阴道滴虫，治滴虫性阴道炎之带下阴痒，宜于寒湿者，并可温肾壮阳，治宫寒不孕，阳痿及疥癣；地肤子辛、苦、寒，可抑制霉菌，治霉菌性阴道炎之带下阴痒，能清热利湿止痒，宜于湿热者，又治湿疹，小便不利，热淋涩痛。

用量用法　内服 6~10g，煎服；外用 15~20g，煎水熏洗、坐浴或冲洗阴道等。

药理参考　对耐药性金黄色葡萄球菌、绿脓杆菌及皮肤癣菌有抑制作用。能杀灭阴道滴虫。有性激素样作用，能延长小鼠尾交期，增加子宫及卵巢重量和雄鼠前列腺、精索等重量。

小　结

本篇中五味子、山茱萸、覆盆子同属收敛固涩之药。五味子甘、酸、苦、辛、咸，五味俱全，可补五脏。以酸味为主，具收敛之性。故用于止血、养阴、固脱，敛心安神。如《本草纲目》云："入补药熟用，入嗽药生用。酸咸入肝而补肾，辛苦入心而补脾，甘入中宫益脾胃。"然诸本草未载五味子有止血之功，药理研究表明有兴奋子宫，加强子宫节律性收缩，与垂体后叶素作用类似。通过子宫收缩达到止血，可能与其味酸收敛之功有关。山茱萸入肝、肾，为平补阴阳之要药，能止崩、固脱、补虚，均属收敛固涩之功效。《傅青主女科》治血崩7方中有3方重用本品，足见其止血作用之大。覆盆子甘酸入肝肾，温肾益精。既有种子之效，又具缩尿之功。《本草备要》谓之"益肾脏而固精，补肝虚而明目，起阳痿，缩小便"，是种子要方五子衍宗丸组成之一。《药性论》云："女子食之有子。"

酸枣仁甘、酸，入心、肝，养阴血，随辨证方用之能安神敛汗。《名医别录》谓之"主心烦不得眠……虚汗，烦渴……益肝气……助阴气"，考之无直接调经止血之功，然可用于月经过多，崩漏等方中。药理研究其有兴奋子宫作用，又可能与甘酸收敛之性有关，辅助辨证方止血而然。酸枣仁与柏子仁皆味甘性平，均有养心安神之功，同可用治阴血不足，心神失养之心悸失眠。但酸枣仁味甘入心，可养心血、心阴；味酸入肝能敛心气、肝血。《本草备要》谓之"敛气安神"。多用于肝血虚之失眠。可调经止血，并能止汗。柏子仁甘能养心气，又具辛通之性，常用于治心血、心气不足，胞脉闭阻之月经后期、闭经等。《本草纲目》谓之："养心气，又可养润肾燥。"并可养心血以安神。

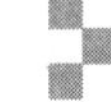

且质润多脂，能润肠通便。养血安神乃二者之同，然酸枣仁较强，柏子仁较弱，一敛一通又是其异。二者常配伍，相须为用。合欢皮、合欢花主要是解郁，宁心，安神，如《唐本草》所云："合欢蠲忿。"为治妇女郁证之妙品。远志能开心气，宁心安神，为交通心肾之要药，多用于治心悸不宁，失眠多梦，且能化痰开窍。此四味为养心安神类。

龙骨、牡蛎既属重镇安神类，又具收敛固涩之功效，介于上述二类之间。其重镇之性以安神，质重下沉以平肝潜阳。收敛固涩之功，又能止崩、涩带、固脱、敛汗。二者常配伍相须为用。《医学衷中参西录》："龙骨，味淡，微辛，性平。质最黏涩，具有龛收之力，故能收敛元气，镇静安神，固涩滑脱。凡心悸怔忡，多汗淋漓……女子崩带，皆能治之……敛正气而不敛邪气。"《本草求真》："牡蛎咸涩入肾，有软坚化痰、清热之功。"

天麻，甘、平，入肝经，具平肝息风之功，乃治眩晕首要妙品。罗天盖称其"为治风之神药"。随不同配伍以用之，《本草汇言》载："主头风，头痛，头晕虚眩，癫痫，一切中风，风痰。"

实验证明，天花粉蛋白有致流产和抗早孕作用。蜈蚣有祛瘀散结通络之功，也有报道可杀灭孕卵，用以治宫外孕。二者合用于活血祛瘀方中治异位妊娠，杀灭胚胎确有佳效。

皂角刺与地龙均有活血散结，通经活络之功。主要用以疏通胞络，治输卵管阻塞、积水等病证。

蛇床子既有温肾暖宫之功，用于辨证方剂中治宫寒不孕；又能杀灭阴道滴虫，燥湿、祛风、止痒，以治阴痒带下。如《神农本草经》所云："蛇床子，味苦平……主妇人阴中肿痛……温中下气，令妇人子脏热，男子阴强，令人有子。盖以苦能除湿，温能散寒，辛能润肾，甘能益脾……故能已疾，而又有补益也。"

书中经验方药物组成

[1] **调经毓麟汤 ***

益母草 丹参 熟地黄 当归 白芍 川芎 香附 紫河车 菟丝子 枸杞子 覆盆子 淫羊藿

[2] **固冲汤**

熟地黄 生地炭 白芍 阿胶 山茱萸 甘草 黄芩 艾叶炭 益母草

[3] **益母生化汤 ***

益母草 当归 川芎 桃仁 甘草 炮姜炭 蒲黄炭

[4] **净胞饮**

益母草 当归 生山楂 川芎 桃仁 炮姜炭 三棱 莪术 蒲黄炭 川牛膝 香附

[5] **宫瘤非经期方 ***

当归 川芎 地黄 白芍 桃仁 红花 昆布 海藻 三棱 莪术 土鳖虫 丹参 刘寄奴 鳖甲

[6] **宫瘤经期方 ***

当归 地黄 白芍 川芎 茜草 丹参 阿胶 刘寄奴 益母草 蒲黄炭 紫草根

[7] **异位妊娠甲方**

丹参 赤芍 桃仁 蒲黄炭 五灵脂 三棱 莪术 天花粉 蜈蚣 川芎 当归

[8] **柴枳败酱汤 ***

柴胡 枳实 赤芍 甘草 丹参 香附 败酱草 红藤 三棱 莪术 大黄 牛膝

[9] **化瘀消癥汤**

当归 川芎 地黄 白芍 桃仁 红花 海藻 三棱 莪术 土鳖虫 丹参 鳖甲 水蛭 鸡内金 血竭

[10] **化瘀消抗汤**

生地黄 当归 赤芍 川芎 桃仁 红花 柴胡 枳壳 川牛膝 丹参 菟丝子 马鞭草 鸡血藤 甘草

[11] **消抗固胎汤**

熟地黄 生地黄 菟丝子 山

茱萸 续断 桑寄生 阿胶 山药 茯苓 黄芩 丹参 当归 黄芪 甘草

［12］解毒调经汤

黄连 金银花 通草 柏子仁 泽兰 卷柏 熟地黄 当归 川芎 川牛膝 香附 益母草

［13］活血化瘀汤*

赤芍 泽兰 川芎 桃仁 红花 莪术 卷柏 续断 炙甘草

［14］消癥净宫汤

熟地黄 当归 白芍 川芎 桃仁 红花 三棱 莪术 丹参 鳖甲 土鳖虫 山楂 牛膝

［15］调经1号*

柴胡 当归 白芍 甘草 香附 郁金 川芎 益母草

［16］调经2号*

乌药 木香 香附 槟榔 甘草 当归 川芎 益母草

［17］疏肝活血通管汤

柴胡 枳实 当归 川芎 赤芍 生地黄 川牛膝 桃仁 红花 路路通 炮山甲 穿破石 皂角刺

［18］加减归芍汤

当归 芍药 甘草 茯苓 川芎 白术 枳实 延胡索 丹参 蒲公英

［19］温肾化痰汤

陈皮 法半夏 茯苓 香附 胆南星 神曲 白芥子 当归 川芎 菟丝子 仙茅 淫羊藿 巴戟天

［20］化瘀消斑汤

当归 生地黄 赤芍 川芎 桃仁 红花 柴胡 桔梗 枳壳 牛膝 甘草 黄芪 菟丝子 白芷

［21］半夏芩连枳实汤*

半夏 黄芩 黄连 枳实 厚朴 郁金 陈皮 杏仁

［22］解郁种玉汤

柴胡 当归 白芍 白术 茯苓 熟地黄 枸杞子 菟丝子 山茱萸 香附 素馨花 玫瑰花

［23］疏肝散结汤*

柴胡 当归 白芍 香附 郁金 青皮 陈皮 全瓜蒌 浙贝母 炮山甲 金银花 连翘 甘草 猫爪草

［24］十全调经汤

熟地黄 当归 川芎 白芍 人参 茯苓 白术 炙甘草 黄芪 肉桂 香附 益母草 鸡血藤

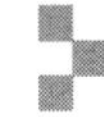

[25] **安胎固冲汤**

熟地黄 生地炭 阿胶 白芍 艾叶炭 黄芩 桑寄生 续断 菟丝子 苎麻根 山茱萸 甘草

[26] **固本培育汤 ***

黄芪 人参 白术 山药 炙甘草 熟地黄 山茱萸 枸杞子 菟丝子 杜仲 续断 白芍 砂仁 当归

[27] **清利固冲汤 ***

黄连 黄芩 当归 白芍 白茅根 通草 滑石 蒲黄炭 大黄炭 地榆炭 益母草

[28] **清热固冲汤**

黄连 黄芩 生地炭 白芍 大黄炭 蒲黄炭 丹皮

[29] **清热活血方**

当归 生地黄 川芎 白芍 黄连 黄芩 蒲黄 五灵脂 茜草 海螵蛸

[30] **消抗助孕汤**

熟地黄 山药 山茱萸 泽泻 牡丹皮 茯苓 知母 黄柏 丹参 黄芪 枸杞子 菟丝子 徐长卿 甘草

[31] **加味桃红四物汤**

当归 益母草 川芎 赤芍 生地黄 桃仁 红花 蒲黄炭 五灵脂 香附

[32] **炎痛消**

金银花 连翘 白花蛇舌草 红藤 丹参 赤芍 桃仁 蒲黄 冬瓜仁 延胡索 椿根皮 甘草

[33] **调经净面饮**

益母草 当归 川芎 白芍 生地黄 茺蔚子 香附 丹参 牛膝 金银花 连翘 生甘草

[34] **安胎逍遥饮**

柴胡 当归炭 白芍 白术 甘草 黄芩 牡丹皮 炒栀子 生地黄 阿胶

[35] **柴己合方 ***

柴胡 枳实 赤芍 丹参 香附 牛膝 大黄 三棱 莪术 土鳖虫 汉防己 葶苈子 椒目

[36] **异位妊娠乙方**

当归 川芎 赤芍 桃仁 莪术 卷柏 泽兰 蒲黄 大黄 黄芩 天花粉

[37] 养阴固冲汤

生地黄 白芍 女贞子 旱莲草 地骨皮 黄柏 枸杞子 牡丹皮 阿胶 玄参

[38] 消抗地黄汤

熟地黄 山茱萸 山药 泽泻 茯苓 丹皮 丹参 鸡血藤 当归 黄芪 菟丝子 桃仁

[39] 温阳益气汤

附子 熟地黄 人参 黄芪 山药 枸杞子 山茱萸 杜仲 菟丝子 鹿角胶 当归 龙骨 牡蛎 白术 防风

[40] 调补肝肾方 *

熟地黄 地黄炭 白芍 枸杞子 酸枣仁

[41] 固本固冲汤 *

人参 黄芪 白术 熟地黄 姜炭 山茱萸 阿胶 煅龙骨 煅牡蛎 三七粉 岗稔根

[42] 温阳利水通管汤

桂枝 茯苓 桃仁 牡丹皮 赤芍 汉防己 椒目 葶苈子 大黄 昆布 海藻 炮山甲 皂角刺 路路通

[43] 河车毓麟汤

紫河车 黄芪 党参 白术 茯苓 熟地黄 当归 白芍 川芎 淫羊藿 杜仲 菟丝子 丹参 甘草

[44] 养阴疏郁汤

柴胡 当归 白芍 白术 甘草 玄参 麦冬 生地黄 素馨花 丹参 郁金

[45] 定眩汤 *

熟地黄 白芍 当归 川芎 党参 白术 茯苓 天麻 法半夏 酸枣仁 陈皮

[46] 加味麦门冬汤

麦冬 西洋参 法半夏 粳米 枇杷叶 陈皮 大枣 竹茹 甘草 姜汁

[47] 健脾固冲汤 *

赤石脂 白术 黄芩 生地黄 白芍 阿胶 姜炭 甘草

[48] 逐瘀消痛汤

柴胡 赤芍 当归 生地黄 川芎 甘草 桃仁 红花 枳壳 牛膝 三棱 莪术 土鳖虫

[49] 补肾调经汤

熟地黄 山药 山茱萸 枸杞

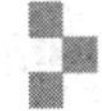

子 菟丝子 杜仲 当归 白芍 茯苓 丹参 牛膝 五味子 车前子 覆盆子

[50] **温阳毓麟汤**

熟地黄 山茱萸 山药 枸杞子 杜仲 菟丝子 鹿角胶 当归 附子 肉桂 五味子 覆盆子 车前子

[51] **加减平肝开郁止血汤**

柴胡 当归 生地黄 三七粉 白术 白芍 牡丹皮 栀子 荆芥炭 甘草

（说明：加有★号者，是刘云鹏先生经验方，未加★号者，为冯宗文教授之经验方。）

参考书目

［1］高学敏．中药学［M］．北京：中国中医药出版社，2007.
［2］沈丕安．中药药理与临床运用［M］．北京：人民卫生出版社，2006.